悬吊治疗技术基础与临床应用

XUANDIAO ZHILIAO JISHU JICHU YU
LINCHUANG YINGYONG

主　编　刘　刚
副主编　陈俊琦　彭琪媛

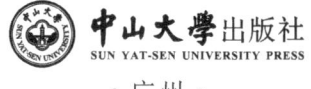
·广州·

版权所有　翻印必究

图书在版编目（CIP）数据

悬吊治疗技术基础与临床应用/刘刚主编．—广州：中山大学出版社，2014.11
ISBN 978-7-306-05035-9

Ⅰ.①悬… Ⅱ.①刘… Ⅲ.①治疗学 Ⅳ.①R45

中国版本图书馆 CIP 数据核字（2014）第 223047 号

出 版 人：	徐　劲
策划编辑：	赵丽华
责任编辑：	赵丽华
封面设计：	曾　斌
责任校对：	李素娟
责任技编：	何雅涛
出版发行：	中山大学出版社
电　　话：	编辑部 020-84111996，84113349，84111997，84110779
	发行部 020-84111998，84111981，84111160
地　　址：	广州市新港西路 135 号
邮　　编：	510275　传　真：020-84036565
网　　址：	http://www.zsup.com.cn　E-mail：zdcbs@mail.sysu.edu.cn
印 刷 者：	广东虎彩云印刷有限公司
规　　格：	787mm×1092mm　1/16　11.5 印张　210 千字
版次印次：	2014 年 11 月第 1 版　2025 年 7 月第 6 次印刷
定　　价：	55.00 元

如发现本书因印装质量影响阅读，请与出版社发行部联系调换

《悬吊治疗技术基础与临床应用》编委会

主　编：刘　刚
副主编：陈俊琦　彭琪媛
编　委：于　哲　赖洁暖　张真真　梁心怡　陈景杰
　　　　刘　丹　陈良华　金日锋
摄　像：黄　菊　肖杰文　周　涛

作者简介

刘刚

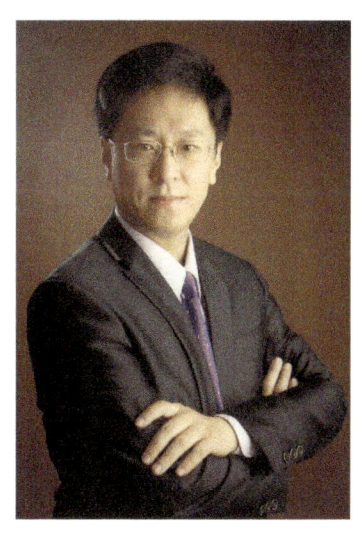

南方医科大学第三附属医院康复医学科主任，主任医师，医学博士、博士后、硕士研究生导师。韩国京东大学客座教授。广东省医学会物理医学与康复分会常委，中西医结合学组组长，广东省康复医学会中西医结合专业委员会常委，广东省针灸学会脑病专业委员会常委，广东省针灸学会康复专业委员会常委，广东省中西医结合学会脑心同治专业委员会常委，广东省中西医结合学会治未病专业委员会常委。广州市康复医学会常务理事，广州市东部医学联盟康复专业委员会副主任委员，国家适宜技术广东省培训教师

多次代表广东省赴国外进行学术交流，曾作为康复专家组成员赴四川地震灾区进行抗震救灾工作。其提倡的"补虚通络"系类疗法在国内得到广泛应用，在疾病调理、健康保健领域发挥了重要作用。在国内外发表学术论文40余篇，主持和参与各类课题10余项，出版著作5部，获得发明专利2项。

专业特长为：骨科围手术期核心肌群训练，脊柱相关疾病术后康复，关节置换术后康复，肌腱韧带断裂术后康复，运动损伤康复，脑损伤、脊髓损伤、外周神经损伤的神经康复，儿童脑瘫、自闭症、精神发育迟滞的康复治疗。擅长心肌群的训练技术、膝关节损伤的康复治疗技术、脊椎相关疾病的生物力学调整技术、步态分析技术、脑卒中后肌肉痉挛的肉毒毒素注射技术、吞咽功能障碍的治疗技术。

序　言

　　悬吊治疗技术是一个非常实用的物理治疗技术，它依靠物理治疗师的双手和知识，去帮助有病痛的人战胜疾病。近十年来，我积极地在亚洲推广悬吊治疗技术，使得更多的治疗师掌握这一项本领。减少药物的使用和依赖，恢复健康的体魄，这是我们共同的目标。

　　事实上，对于悬吊治疗原理和操作的阐述是一个非常困难的工作，具有极大的挑战性。以往的这类图书往往给人以复杂、枯燥、难以理解的感觉，刘刚博士和他的团队凭借超强的领悟能力、扎实的专业知识和对专业的极度负责的态度，编撰了这部学术著作。这是一部具有匠心和独特风格的专著，它采用分镜头的形式，图解了每一个操作动作，让学习人员能够更加准确、直观地了解治疗原理和方法。

　　非常荣幸结识刘刚博士，他是一位非常专注的，具有强烈科学探索精神的学者。感谢他的团队对悬吊治疗技术的传承和发展，感谢他给予所有有志于从事悬吊治疗技术研究的从业者们的启发和引领，也感谢所有编写本书的作者们。

韩国大田大学教授
韩国生活健康促进协会会长
金泽然

前　　言

随着社会经济文化水平的提高，人们健康意识的加强，康复的理念逐渐深入人心，人们对康复也越来越重视，康复治疗技术也有了日新月异的发展。悬吊治疗技术是近些年在国内兴起的一种现代康复治疗技术，主要利用绳索把人体某些部位悬吊起来，使其处于不稳定的状态下进行主动治疗和康复训练，来持久改善肌肉、骨骼的协调和运动系统的整体功能，从而治疗相关疾病。由于其先进的治疗理念、新颖的治疗方式、较好的治疗效果，加之不算昂贵的治疗设备，极大地改变了康复治疗的工作模式和思路。

一个好的康复治疗手段除了要体现治疗效果以外，所有治疗手段都需经受临床考验。如何让操作者减少体力付出，让患者容易接受，技术易于掌握且安全有效，这成为新技术是否能够在临床广泛使用的关键。悬吊技术虽然发展历史尚浅，但其涵盖了如前所说的所有优点。

然而，迄今仅在国内不同的医学会议上，从不同侧面对悬吊治疗技术有所提及，缺乏一个相对集中的、系统的、全面的介绍，不利于该技术的推广，不利于后学者的学习和提高。于是，编撰一本著作对相关知识进行系统介绍，使其得到进一步推广和运用，显得尤为必要。

我们收集了大量的国内、外资料，以及多所医科院校及其附属医院的教学大纲和教材，并结合多年临床及教学经验和我国国情编写了《悬吊治疗技术基础与临床应用》。本书共分为六个章节，分别对悬吊治疗技术的发展简史、应用现状、治疗理论和技术基础、功能评估、在神经系统疾病和骨骼肌肉系统疾病的应用进行逐一介绍，力求言简意赅、重点突出、治疗方法行之有效。编者结合在临床使用后的一些体会，以图文并茂的形式写下来，力求使读者读完本书后能够更全面地了解悬吊技术的历史及运用理论，到最后能通过本书学习到使用悬吊技术的技巧，并将其所有方法运用到临床工作中。本书为康复临床和教学的工具书，亦可作为临床医学、康复医学、神经病学、骨科学专业的教学参考书。

作为国内第一本关于悬吊治疗技术基础与临床应用的实用技术专著，虽然全体作者及主编都竭尽全力，但是书中也可能出现错误和不当，我们衷心地期待各位读者对本书的内容提出宝贵的意见，我们将谦虚接受各界意见，作为对我们工作的鼓励及支持。本书的编写得到了北京兴和金氏技术开发有限公司的大力支持，在此一并表示感谢。

刘 刚

2014 年 8 月

目　　录

第一章　悬吊治疗技术发展简史 ………………………………………………（1）
　一、中国古代悬吊治疗技术 …………………………………………………（2）
　二、近代悬吊治疗技术及设备的发展 ………………………………………（3）
　参考文献 …………………………………………………………………………（9）

第二章　悬吊治疗技术的应用现状 ……………………………………………（11）
　一、在神经康复中的应用 ……………………………………………………（12）
　　（一）在脑卒中及其后遗症中的应用 ……………………………………（12）
　　（二）在脑瘫康复中的应用 ………………………………………………（13）
　二、在骨骼肌肉系统中的应用 ………………………………………………（14）
　　（一）腰腿痛 ………………………………………………………………（14）
　　（二）肩周炎 ………………………………………………………………（14）
　　（三）颈源性头痛 …………………………………………………………（15）
　　（四）成人特发性脊柱侧弯 ………………………………………………（15）
　三、悬吊治疗在体育领域的应用 ……………………………………………（15）
　参考文献 …………………………………………………………………………（16）

第三章　悬吊治疗理论和技术基础 ……………………………………………（19）
　一、减重支持疗法 ……………………………………………………………（20）
　　（一）概述 …………………………………………………………………（20）
　　（二）减重支持疗法的理论基础 …………………………………………（21）
　　（三）减重治疗与悬吊的关系 ……………………………………………（22）
　二、核心稳定性训练（核心肌群训练）……………………………………（22）

（一）概述 …………………………………………………………（22）
　　　（二）核心稳定性理论基础 ……………………………………（23）
　　　（三）核心稳定性训练与悬吊的关系 …………………………（24）
　三、平衡功能训练 ……………………………………………………（24）
　　　（一）概述 …………………………………………………………（24）
　　　（二）平衡的理论基础 …………………………………………（25）
　　　（三）平衡训练与悬吊的关系 …………………………………（26）
　四、开链运动和闭链运动 ……………………………………………（27）
　　　（一）概述 …………………………………………………………（27）
　　　（二）开链和闭链运动在康复中的应用原理 …………………（27）
　　　（三）开链运动和闭链运动在悬吊上运用 ……………………（28）
　五、协调功能的训练 …………………………………………………（28）
　　　（一）概述 …………………………………………………………（28）
　　　（二）协调性训练的原理 ………………………………………（29）
　　　（三）协调功能训练与悬吊的关系 ……………………………（29）
　六、运动再学习 ………………………………………………………（30）
　　　（一）概述 …………………………………………………………（30）
　　　（二）运动再学习方法的基本原理 ……………………………（30）
　　　（三）运动再学习与悬吊的关系 ………………………………（32）
　七、本体感觉 …………………………………………………………（32）
　　　（一）概述 …………………………………………………………（32）
　　　（二）本体感觉的产生机制和功能 ……………………………（33）
　　　（三）本体感觉与悬吊的关系 …………………………………（34）
　八、运动机能学 ………………………………………………………（35）
　　　（一）概述 …………………………………………………………（35）
　　　（二）人体运动学基础理论 ……………………………………（35）
　　　（三）人体运动学与悬吊的关系 ………………………………（36）
参考文献 …………………………………………………………………（37）

第四章　悬吊治疗的功能评估 (39)
一、核心肌群肌力评估 (40)
(一) 徒手肌力检测 (40)
(二) 肌电图 (44)
二、平衡和协调评估 (46)
(一) 平衡能力评估 (46)
(二) 协调能力评估 (49)
三、本体感觉的评估 (51)
(一) 关节觉 (51)
(二) 震动觉 (51)
四、姿势的评估 (52)
(一) 侧面异常姿势 (52)
(二) 后面异常姿势 (53)
(三) 前面异常姿势 (54)
参考文献 (55)

第五章　神经系统疾病悬吊治疗技术临床应用 (57)
一、脑卒中悬吊治疗技术临床应用 (58)
(一) 脑的解剖 (58)
(二) 脑卒中的临床表现 (66)
(三) 脑卒中后异常运动模式及并发症 (72)
(四) 悬吊治疗技术的具体应用 (73)
二、脊髓损伤悬吊技术临床应用 (90)
(一) 脊髓的解剖 (90)
(二) 脊髓损伤的临床表现 (93)
(三) 脊髓损伤的分级及预后 (94)
(四) 悬吊治疗技术的具体应用 (98)
参考文献 (111)

第六章　骨骼肌肉系统疾病悬吊治疗技术临床应用 …………………（113）

一、脊椎系统疾病悬吊治疗技术应用 ……………………………（114）

（一）脊柱的解剖和生物力学 ………………………………（114）

（二）脊柱系统疾病的悬吊治疗应用 ………………………（118）

二、上肢骨骼肌肉疾病悬吊治疗临床应用 ………………………（129）

（一）肩关节解剖和生物力学特点 …………………………（129）

（二）肘关节解剖和生物力学特点 …………………………（133）

（三）肩肘关节疾病悬吊治疗应用 …………………………（136）

三、下肢骨骼肌肉疾病悬吊治疗临床应用 ………………………（141）

（一）膝关节解剖和生物力学特点 …………………………（141）

（二）膝关节疾病悬吊治疗应用 ……………………………（145）

参考文献 ……………………………………………………………（163）

后记 ……………………………………………………………………（165）

第一章

悬吊治疗技术发展简史

悬吊治疗技术是近些年在国内兴起的一种现代康复治疗技术，由于其先进的治疗理念、新颖的治疗方式、较好的治疗效果，加之不算昂贵的治疗设备，极大地改变了康复治疗的工作模式和思路。现代悬吊治疗技术的理念和方法是从欧洲传入我国，但是这种治疗方法在中国古代就有类似的记载，一直在民间应用，但是没有系统的整理和研究。欧洲学者对悬吊治疗技术的理论、方法进行了详细的总结，并对治疗设备进行了研发和不断改进，使得这一古老的治疗技术得到了新的发展。

一、中国古代悬吊治疗技术

悬吊治疗技术作为一项与时俱进的热门康复治疗技术，于2010年前后开始应用于中国临床，并且取得了显著的临床疗效。而事实上，这项技术早在600多年前就开始在中国使用，这可以从1337年元代危亦林所著的《世医得效方》一书中得到验证。该书详细地介绍用于治疗髋关节脱位及脊椎骨折的方法——悬吊牵引复位法，为过伸牵引法之一，是悬吊治疗技术的一种。

临床上，危亦林已经充分认识到髋关节是杵臼关节，遂在悬吊下，利用身体重力牵引，并结合手牵足蹬，对髋关节脱位进行复位。《世医得效方》记载："可用软绵绳，从脚倒吊起，用手整骨节，从上堕下，身直骨便自归窠"。（见图1-1）

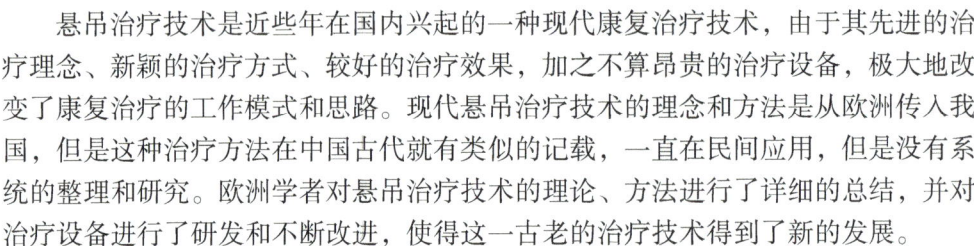

图1-1 髋关节脱位的悬吊复位法　　　　图1-2 脊椎骨折的悬吊复位法

均引自韦以宗．中国骨科技术史［M］．上海：上海科学技术出版社，1983．

另外，危亦林认为，脊椎骨折是由于剉伤，即间接暴力所致，若采用单纯的手法整复方法行之无效，则选用悬吊的复位方式。《世医得效方》记载："凡剉脊骨不可用手整顿，须用软绳从脚吊起，坠下身直，其骨使自归窠，未直则未归窠，须要坠下，待其骨直归窠。"危亦林采用悬吊复位法中"未直则未归窠"的过伸复位

原理，是我国医学史上的先例，也是世界医学史的创举。(见图1-2)

清代吴谦在危亦林的基础上，结合明代《普济方》中的"兜颈坐罂法"(见图1-3)，在《医宗金鉴·正骨心法要旨》中提出"攀索叠砖法"以治疗脊椎压缩性骨折，其方法是令患者双手攀挂于高处的两个绳环，双足下各叠砖三块，患者站于砖上，双手攀绳；医者扶住患者的腰部，一助手先后将患者足踏之砖除去，"仍令直身挺胸，如此者三，其足着地"。该方法充分运用了生物力学的原理，当患者悬吊时，双上肢的拉力带动了胸大肌、大小圆肌、肋间肌、斜方肌、背阔肌及骶棘肌的运动，同时借助身体重力，脊椎呈伸位，腹压增加，胸廓张力扩大，从而使脊椎压缩性骨折的移位得到复位。(见图1-4)

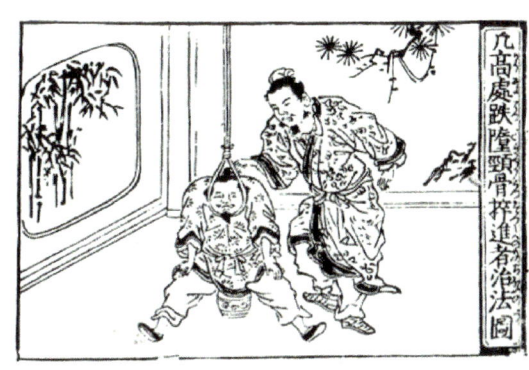

图1-3　兜颈坐罂法

引自宝应县中医院. 中国传统医学整脊技术史. http://cathay. ce. cn/history/200704/16/t20070416_11050223_7. shtml，2014-07-20.

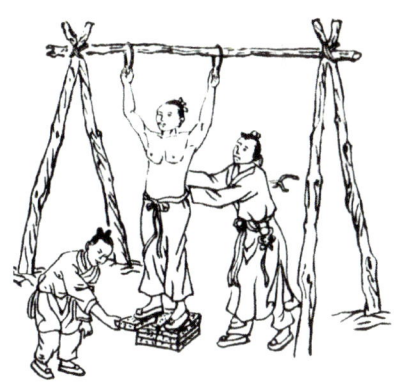

图1-4　攀索叠砖法

引自书以宗. 中国骨科技术史[M]. 上海：上海科学技术出版社，1983.

从中国古代医学史的角度去探索，中国的古人已经开始利用绳索和杠杆，通过生物力学的方法改善肌肉和骨骼的问题，只不过那时还没有认识到其中更深奥的机理，更多的是依靠临床的经验和观察。从中也可以看出，绳索和杠杆只是治疗技术的一部分，很多时候还是要借助手法来达到最终的治疗目的。

二、近代悬吊治疗技术及设备的发展

虽然悬吊治疗技术早在600多年前就已出现，但其推广受到了多方面的制约，导致其发展举步维艰。到第二次世界大战之前，由德国巴德洪堡的Thomsen教授发起并开始使用最早的 schlingentisch（吊带床），才正式揭开了悬吊治疗技术飞速发展的序幕。

第二次世界大战期间，为了给受伤的战士进行肌肉放松治疗，防止发生肌肉萎缩和褥疮，医务工作者通过简易的悬吊治疗装置，让患者采用不同的姿势配合，以缓慢、轻柔地移动来放松目标肌肉。在这个治疗过程中，悬吊装置只是作为一种辅助性的治疗手段，且主要用于急性创伤的恢复，目的在于加速机体功能恢复的进程，同时也可防止因急性损伤所并发的相关功能的减退。战后，由于脊髓灰质炎在欧洲的爆发，许多病人出现了大面积的瘫痪，英格兰的 Guthrie-Smith 采用吊带床来治疗该疾病，效果满意。吊带床与古代的悬吊设备相比，只是在原有的基础上将软绳与床结合起来，使治疗的设备相对固定，治疗者可以采用不同的悬吊部位而使患者处于不同的姿势进行治疗。

到了 20 世纪 40 年代末，德国 Wilbad 的 Ludwig Halter 再作创新，把吊带床（见图 1-5）和游泳池结合起来使用，同样用于治疗脊髓灰质炎患者。当然，此设备的目的在于减少重力的影响，从设备本身角度而言并无显著的进步。

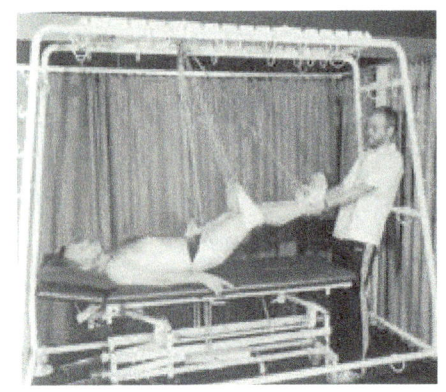

图 1-5 吊带床
引自 http://bad-wildbad.info/pefri/halter/

20 世纪 60 年代开始，挪威医学工作者开始应用悬吊带来治疗慢性的肩关节和髋关节方面的疾病，这类疾病以关节活动度受限为主要临床表现。而吊带治疗的使用，更多的是通过主动训练的方式，让患者自己通过训练来增加关节活动度。由于受到悬吊带的作用，重力的影响基本消除，患者在进行主动训练时，能切身感受到自己正在进行有效地、可控制地、有保护地运动，从而能够使肌肉和关节逐步活动到最大范围，甚至能再进一步稍作牵伸。此时的悬吊训练已经作为一种治疗疾病的独特方法，临床效果也得到了初步的认可。但是这种治疗方法缺乏一个持久的疗效保障，疾病容易复发。

20世纪90年代初期，这是悬吊运动治疗理念进一步发展的时期。在广泛的生物力学研究的基础之上，经过挪威的物理治疗师和医师的密切合作，挪威康复医学工作者创造性地提出了一系列新的训练理念与原则，并基于这些理念和原则展开了大量的临床实践，发展出全新的悬吊运动治疗体系（sling exercise therapy，SET）。在这个体系中，最具代表意义的理念是"弱链接"理念，"弱链接"是从生物力学的角度出发，把肢体的运动看作是由一个个关节构成的运动链上的传递。在完成某个动作的过程中，由于某部分肌肉（通常是局部稳定肌）太弱以至于不能充分发挥它本身应有的作用，造成力的传递受到干扰，则表现为不能正确地完成该动作或者感到局部的疼痛。这一时期的悬吊运动治疗以运动系统疾病得到持久的改善为治疗目的，在临床上得到广泛的推广，目前已经用于脑卒中和其他神经系统疾病的治疗中，还用于儿童发展训练以及健康体能运动方面。

随着挪威康复医学工作者提出SET悬吊运动治疗体系，悬吊设备的开发和使用也开始得到飞速的发展。与传统的设备相比，现在的悬吊设备日趋多样，有立于地面上的，也有悬吊在天花板上的，依托巧妙的悬吊系统，康复治疗师可以将患者身体的某个部位或者整个身体悬吊起来，通过这种方法，可以很好地摆脱重力的影响。其中，挪威的泰玛设备是比较有代表性的悬吊设备。

悬吊设备主要由悬吊网架、吊绳、悬吊带、弹力支持带等组成。网架上可以配备多个悬挂点，悬挂点可以随意移动和固定，使操作更加多样化。该设备还可以安装于多个位置，如直接安装在天花板上，或者挂在悬吊系统上，或者挂在一个安装在墙上的悬吊系统上。（见图1-6和图1-7）

21世纪初期，随着竞技类体育体能训练重要性的凸显，以及核心力量稳定性训练的逐步发展，运动训练领域开始重视悬吊训练的应用。在竞技体育运动中，悬吊运动主要通过提高运动员的躯干核心稳定性、平衡能力、协调控制能力、下肢爆发力，以及预防运动损伤等来达到提高运动员的运动成绩和保持其良好的竞技状态的目的。核心力量稳定性训练方面，悬吊训练主要针对躯干和四肢进行训练，该训练主要涉及的骨骼系统主要包括脊柱、髋、骨盆、四肢和腹部结构，通过上述训练，可以达到改善机体平衡和协调能力的作用。在上述训练中，核心肌群处于至关

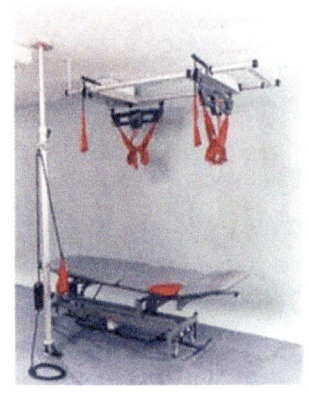 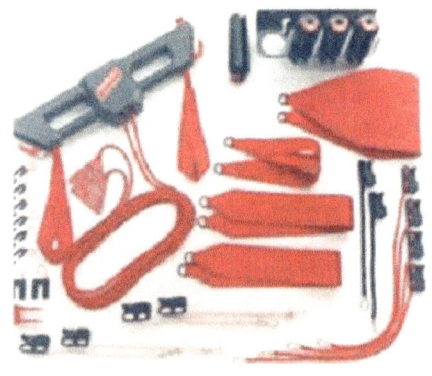

图1-6 泰玛悬吊网架　　　　　图1-7 泰玛悬吊配件

均引自 http://www.docin.com/p-672226779.html

重要的地位,当肢体开始运动,肌肉开始发力时,肌肉蓄积的能量从身体的一个环节向另一个环节传导,此时,核心肌群对脊柱和骨盆的稳定就起着决定性的作用,它确保了动作的顺利完成。

悬吊设备在此时期也得到飞速的发展,其治疗的适应症也随之增加,其中具有代表性的设备有意大利的阿基米德悬吊系统和德国的 POWER-SLING 悬吊系统等。

阿基米德悬吊系统是一套开放式的滑轮系统,根据使用目的不同及患者病情的特异性,能够提供多种训练方式。设备方面主要包括一套模块化的支撑框架,该支撑框架能在有限的使用空间满足各种训练需求。同时,配合不同类型的吊带,可以对身体的不同部位进行针对性训练。(见图1-8至图1-10)

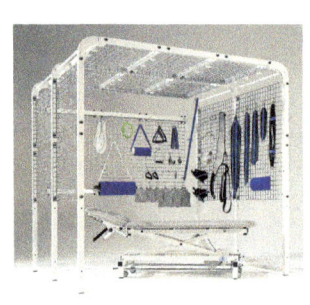 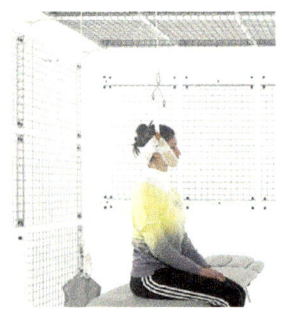 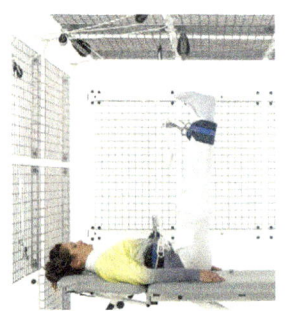

图1-8 阿基米德悬吊设备　　图1-9 被动颈椎牵引　　图1-10 姿势性训练肌力

引自 http://www.gzpaikang.com/ydkfsb/xuandiaowangjiaxitong/pulley-therapy.html

POWER-SLING 悬吊系统采用的是多点多轴的悬吊设计理念，所有的轴和悬吊点可在线性滚动轴承上运动，可在承载患者全部体重的情况下充分滑动和部分轴向可变。所有的滑动部件易于用灵活手柄锁定以及解锁，组合式锁定把手可上下调整滚动轴承上每个悬吊点。（见图 1-11 至图 1-14）

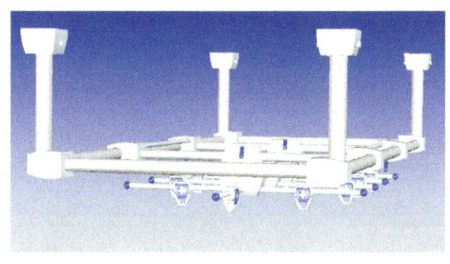

图 1-11　POWER-SLING 悬吊设备　　　　图 1-12　头颈轴向可调

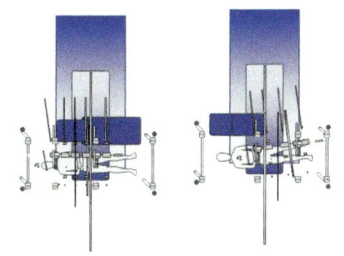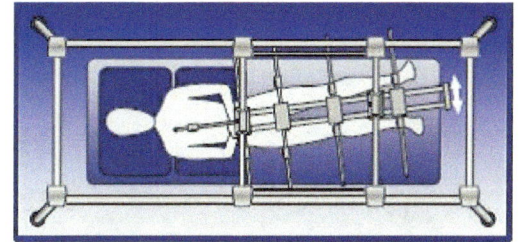

图 1-13　自由滑动效应　　　　图 1-14　躯干轴向可调

均引自 http：//www.power-sling.cn/Default.aspx？tabid=41

理论的每一次进步，也带来了新的治疗技术的发展。NPT（Nature posture treatment），即平衡姿态训练技术，是由韩国大田大学金铎然教授在欧洲悬吊治疗技术基础上，结合手法治疗创造的一门新技术。

2011 年作为 Sling 运动治疗国际讲师的金铎然教授与既是临床专家又是教授的元相喜、梁会松、吴德元、金明燮等一同将悬吊装置的理论和先进的徒手治疗理论相结合，以恢复自然的动作、提高患者生活质量为目标，通过持续的研究和实验，将得出的结论进行总结，最终树立了 NPT System 的理论。之后成立了 ART（Advanced Rehabilitation Training）-Core 研究所，在韩国普及了 NPT System 的理论和治疗方法。

2012年在中国成立了CART（China Advanced Rehabilitation Training）- Core研究所，以普及NPT System。此外在菲律宾、印度尼西亚、越南等亚洲各国也进行了普及活动。

2014年ART - Core研究所变更为大韩生活健康促进协会（KALF，Korea Association of Life Fitness），不仅发展了NPT System的理论及治疗方法，还进一步增加了预防和健康促进等项目。

NPT技术强调悬吊治疗过程中手法的应用，并采用三维的运动分析，通过评估人体运动及康复过程中存在的问题，在三维立体空间训练中进行有针对性的功能纠正性运动治疗。在正确运动模式下的反复强化训练，使人体形成正确运动姿态模式的记忆，并在今后的随意活动中恢复平衡、正常的运动姿态。应该说，悬吊治疗技术只是NPT技术的一个部分，NPT更强调正确运动模式下的反馈训练、悬吊基础上的手法治疗，以及三维空间的评估和矫正。（见图1-15）

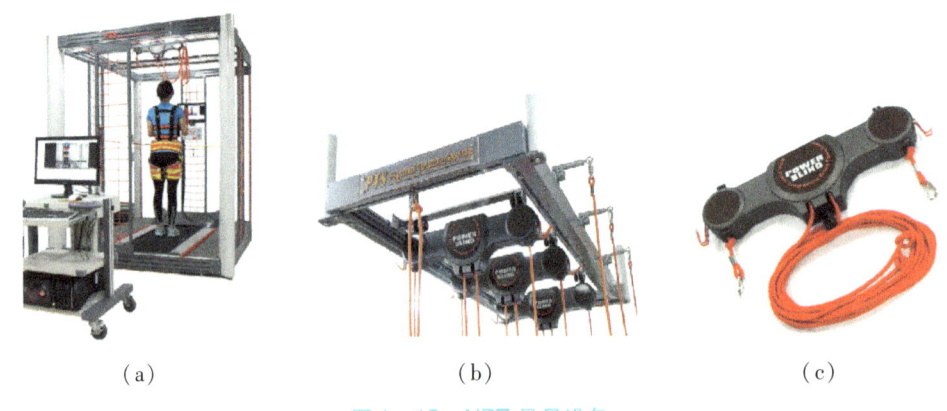

图1-15　NPT悬吊设备

悬吊治疗技术的发展已经迎来了崭新的时代，各个国家都已经开始重视，并根据各自国情的特点开始发展。各治疗流派和设备，都是依靠绳索、杠杆和网架摆出方便治疗和训练的体位，有的治疗流派强调患者自我的体能锻炼，有的强调在治疗人员进行徒手治疗的同时使用设备。悬吊治疗技术的应用并不在于设备的高级与否，而在于治疗人员是否能够灵活全面地应用各种生物力学知识、多种治疗理念来处理疾病问题。因此，悬吊治疗的效果并不取决于设备，而是取决于善于动脑筋的人。

参考文献

[1] (元) 危亦林. 世医得效方 [M]. 北京：人民卫生出版社，2006.
[2] 孙景召. 悬吊法体能训练的演变及其基本特征分析 [J]. 南京体育学院学报（自然科学版），2010，9（1）：74-77.
[3] 韦以宗. 中国骨科技术史 [M]. 上海：上海科学技术文献出版社，1983.

第二章

悬吊治疗技术的应用现状

随着社会、经济、科技的发展，康复的理念逐渐深入人心，人们对康复也越来越重视，康复治疗技术也有了日新月异的发展。悬吊治疗技术是一种比较新兴的治疗技术，起源于二战时期对受伤战士进行肌肉放松的治疗。至20世纪60年代，悬吊治疗技术应用于肩关节和/或髋关节慢性疾病的治疗；到20世纪90年代初期，挪威康复工作者赋予它新的理念和原则，并逐渐应用于体育领域，从此迸发出蓬勃的生命力。迄今，悬吊治疗技术的适应症已扩展到骨骼肌肉系统、神经系统等疾病的康复治疗及体育领域中运动员的体能训练。

一、在神经康复中的应用

（一）在脑卒中及其后遗症中的应用

脑卒中是一种严重威胁人类健康和生命的疾病，脑卒中患者常遗留多种后遗症，如运动功能障碍、感觉功能障碍、认知功能障碍、言语功能障碍、肩手综合征等。目前，悬吊治疗技术主要可以用于改善脑卒中患者以下功能障碍：

1. 改善脑卒中肩手综合征

肩手综合征为脑卒中后偏瘫患者常见的并发症之一，主要表现为上肢水肿和疼痛、活动受限，后期可见肌肉萎缩或挛缩，严重者可导致患侧肢体功能丧失。悬吊治疗技术通过激活肩关节周围"休眠"或失活的肌肉，恢复其正常功能。有学者对脑卒中肩手综合征患者悬吊治疗进行研究，发现通过悬吊训练配合常规康复护理措施对脑卒中肩手综合征Ⅰ期患者的治疗具有较为满意的效果，可以显著提高患者的FMA评分及BI评分，从而改善患者上肢的运动功能和日常生活能力，提高其生活质量，从而促使患者回归自我，重返社会。

2. 改善平衡功能

悬吊治疗技术通过改善躯干深层稳定肌群的薄弱环节，提高患者躯干的控制能力，改善患者的平衡功能。有学者在探讨悬吊训练对脑卒中偏瘫患者躯干功能影响的研究中，以脑卒中后遗症期病程在6个月以上的患者为研究对象，用Berg平衡量表测试其中不能完成双上肢向前伸和单腿站立的患者。结果显示悬吊训练组其后的Berg平衡评估分数明显高于传统训练组。

3. 改善感觉功能

悬吊治疗技术能促进患者的本体感觉的恢复，提高神经对肌肉的控制能力，改善脑卒中患者的感觉功能。在悬吊治疗过程中，患者处于悬吊状态下，相对于床等其他支撑面来讲属于一个不稳定的支撑面，此时，患者为了保持身体的平衡及协调，要求肌肉中更多的本体感受器参与运动，形成对肌肉的神经支配。有研究证明，在悬吊治疗中，开链运动和闭链运动相结合，可以促进患者本体感觉的恢复。

4. 改善步行功能

悬吊治疗技术能改善患者的步行能力，部分恢复患者的运动功能。脑卒中患者步行能力常采用Holden功能步行分级、Fugl-Meyer下肢功能评分及步行速度进行评估，研究人员在研究悬吊运动训练在早期脑卒中患者步行功能康复中的作用时，通过2个月的悬吊运动训练配合常规康复训练来研究其效果，结果提示悬吊运动训练结合常规康复训练和单纯常规康复训练均能提高患者的Holden功能步行分级、Fugl-Meyer下肢功能评分及10米步行速度。研究中，采用改良网架床进行悬吊治疗训练，早期治疗可以对中枢性瘫痪患者进行反射的诱发，在不稳定的支撑面上可以利用正常自发性姿势反射和平衡反射调节肌张力，诱发正常的运动反应。中期治疗通过不同悬吊方法增加动作难度，激发患者的主动运动。后期治疗采用渐进抗阻的训练原理，从低负荷到高负荷过渡，提高中枢神经系统对肌肉的控制水平。通过悬吊运动训练不断重复强化动作训练，不仅对运动的掌握、运动控制及协调具有十分重要的作用，而且将患者吊起在不稳定的支撑面上进行运动，有利于患者本体感觉的恢复。

（二）在脑瘫康复中的应用

脑瘫患者临床主要表现为运动障碍及姿势异常，可伴有不同程度的智力低下、惊厥、心理行为异常、感知觉障碍及其他异常。悬吊治疗技术通过加强躯干深层肌群的力量，不稳定状态下的悬吊治疗训练能激发神经对肌肉的控制，增强肌肉的力量及协调性，提高身体在运动中的平衡控制能力和稳定状态。有学者通过研究悬吊治疗技术治疗痉挛型脑瘫，结果证明康复训练仍是有效的脑瘫治疗手段。悬吊治疗配合康复训练可明显缓解痉挛型脑瘫患儿的肌张力，改善其日常生活能力。悬吊治疗技术可极大地激发小儿主动运动，改变脑瘫患儿对康复训练过程的抗拒，可以集神经发育疗法、感觉统合训练和引导教育于一体，达到对肌张力的缓解、肌力的增强以及平衡协调性的提高，两者结合可明显缩短疗程、提高疗效。同时，学者对悬吊治疗技术改善脑瘫患儿的智能发育进行了研究，研究发现，悬吊治疗技术可以提高脑瘫患儿的智能发育，有助于改善脑瘫患儿综合运动能力，提高疗效，缩短疗程。有学者选择脑瘫患儿病例50例，采取悬吊治疗2个月，观察悬吊治疗技术治疗脑瘫儿童的疗效，结果证明悬吊治疗技术能有效改善脑瘫患儿的运动功能和平衡协调能力。多组研究表明，悬吊治疗技术对脑瘫患者功能障碍改善有益，有利于患者功能障碍恢复。

二、在骨骼肌肉系统中的应用

（一）腰腿痛

腰腿痛是一种严重影响患者生活质量和劳动能力的疾病，腰腿痛临床主要表现为腰骶部疼痛，伴或不伴有下肢的放射症状。腰腿痛症状的出现，主要基于美国学者Panjabi提出的腰椎稳定的三维亚系模型，即被动支持系统、主动收缩系统、中枢神经系统主导的动作控制，分别对应着骨骼系统、肌肉系统和神经控制系统，其中任何一个系统出现问题，均会引发骨骼肌肉疾病。悬吊治疗技术在腰腿痛的诊治中，可进行弱链测试，诊断脊柱及其附着的肌肉中力弱的肌群，从而可进行针对性的训练，激活脊柱周围深层稳定肌的活动，恢复整体肌和局部肌的协调工作。有研究表明，疼痛或长时间废用有促使稳定肌"关闭"的倾向。因此，激活稳定肌也是治疗颈腰椎疼痛的一种手段。Neurac技术就是利用悬吊训练设备激活稳定肌的一种方法，这种方法对于改善腰椎疼痛有一定的效果。有学者对悬吊治疗技术应用于腰痛患者的治疗进行了研究，结果表明4周8次的悬吊运动治疗能显著减轻慢性腰痛患者的疼痛，增强躯干核心区肌肉工作能力，改善屈伸、左右旋转肌力比，从而改善腰部功能。

（二）肩周炎

肩周炎是肩关节周围肌肉、肌腱及关节囊的慢性损伤性炎症，以肩部疼痛、功能活动受限为临床特征。在肩周炎的康复中，可通过手法治疗松解关节周围组织，扩大关节间隙，减少摩擦损害。也可以通过悬吊治疗技术锻炼肩关节周围深层的肌肉，提高肌力，增加关节稳定性，促进感觉运动的协调性。有学者选取60例肩周炎患者，随机分成两组，分别采用悬吊治疗技术结合手法治疗和磁振热治疗仪结合手法治疗。研究结果证明，悬吊治疗技术结合手法治疗肩周炎疗效好于采用磁振热治疗仪结合手法治疗，能够明显缓解疼痛症状，具有确切的治疗作用。这就是悬吊治疗技术在患者主动锻炼中的积极作用。

（三）颈源性头痛

颈源性头痛是指由颈椎或颈部软组织的器质性或功能性损伤引起的以慢性、单侧头部疼痛为主要表现的综合征。悬吊治疗技术在颈源性头痛患者的临床应用中，可充分放松外层整体运动肌，同时加强深层肌肉的力量，恢复神经系统对肌肉的控制，使颈椎外层的整体运动肌和内层的稳定肌达到平衡、协调，增加颈椎的稳定性。有研究表明，颈椎旁阻滞配合悬吊治疗技术治疗颈源性头痛优于单一采用颈椎旁阻滞，远期效果更佳。

（四）成人特发性脊柱侧弯

成人特发性脊柱侧弯的主要症状包括腰背部疼痛、日常生活能力下降等，悬吊治疗技术利用特殊设计的训练设备，根据弱链测试的结果，采取低负荷于躯干水平悬吊位置下进行闭合链训练，可以迅速恢复神经系统对深层稳定肌群的控制，并逐渐提高深层稳定肌群的力量，从而增强特发性脊柱侧弯患者的脊柱稳定性，有效地改善症状。研究表明，悬吊治疗技术可以有效减轻成人特发性脊柱侧弯患者慢性腰背疼痛。

三、悬吊治疗在体育领域的应用

随着悬吊治疗技术的发展，近年其已扩展到运动损伤后康复训练和运动员体能训练。在运动训练领域，人们将悬吊治疗定义为：用绳索把人体一定部位悬吊起来，或用橡胶平衡垫、bobath 球等，使其处于不稳定的状态下进行体能训练来激发人体躯干肌肉紧张而产生训练效果的方法。目前，在北欧国家，悬吊治疗技术已经广泛地应用于运动员的训练和伤病治疗，已经有多名世界顶级选手在接受悬吊技术治疗后运动伤病明显好转，并且在训练中有针对性的采取悬吊训练方式，不仅可以有效地减少运动伤病的发生，还可以提高运动能力。但在国内，悬吊治疗在体育运用中并不广泛，在专业运动队中应用并不广泛，体能训练的方法也并不能被国人接受。

在国内，悬吊治疗技术主要应用于骨骼肌肉系统、神经系统等疾病，在临床中验证了悬吊治疗技术的特点，主要包括诊断及治疗两大系统。诊断系统通过增加开链和闭链运动的负荷来进行肌肉耐力测定，并结合肌肉骨骼疾病的常规检查；治疗系统则包括肌肉放松、增加关节活动范围、牵引、训练稳定肌肉系统、感觉运动协调训练、开链运动和闭链运动等。

悬吊治疗技术在临床应用中效果显著，为各类功能障碍患者的康复训练提供了新的锻炼方式，改善了患者的功能障碍，促进患者回归家庭、回归社会。今后可将悬吊治疗技术尝试应用于各种各样的疾病治疗中，配合康复治疗的多种方法，发展悬吊治疗技术相关设备、技术的多样性，使悬吊治疗技术更好地应用于临床，为康复事业的发展添砖加瓦。但是，由于国内悬吊治疗技术起步不久，各地区发展不均衡，临床工作目标比较分散，规范的临床研究开展得比较少。因此，有必要对悬吊治疗技术的规范化操作、临床科研进行深入的研究。

参 考 文 献

［1］ Forkin D M，Koczur C. Evalution of kinesthetic deficits indicative of balance control in gymnasts with unilateral chronic ankle sprains［J］. Orthop Sports Phs Ther，1996，23（2）：245.

［2］ 李春霞，周映虹，等. 悬吊运动配合康复护理对脑卒中肩手综合征的影响［J］. 当代医学，2013，19（6）：151－152.

［3］ 孙增鑫. 悬吊训练对脑卒中偏瘫患者躯干功能的影响［D］. 石家庄：河北师范大学，2012.

［4］ Lephart S M，Henry T J. The physiological basis for open and closed kinetic chain rehabililation for the upper extremity［J］. Sport Rehab，1996，（1）：71－87.

［5］ 蔡琛，张智芳，曲庆明，等. 悬吊运动训练在早期脑卒中患者步行功能康复中的作用［J］. Chinese Journal of Rehabilitation Medicine，2012，27（5）：470－472.

［6］ Hussein S，Schmidt H，Volkmar M，et al. Muscle coordination inhealty subjects during floor walking and stair climbing in ro-bot assisted gait training［J］. Conf Proc IEEE Eng Med Biol Soc，2008：1961－1964.

［7］ Tsauo J Y，Cheng P F，Yang R S. The effects of sensorimotortraining on knee proprioception and function for patientswith knee osteoarthritis: a preliminary report [J]. Clin Rehabil, 2008, 22 (5): 448 – 457.

[8] 童小丽, 魏红, 等. SET悬吊治疗痉挛型脑瘫疗效 [G] //中国康复医学会第十届全国运动疗法大会暨"5·21"康复医学国际论坛论文汇编.

[9] 童小丽, 魏红, 等. SET悬吊治疗对脑性瘫痪患儿智能发育的疗效中国 [G] //康复医学会第十届全国运动疗法大会暨"5·21"康复医学国际论坛论文汇编.

[10] 贾光素. 悬吊治疗技术 (S-E-T) 治疗脑瘫儿童的疗效观察 [G] //第五届全国儿童康复、第十二届全国小儿脑瘫康复学术会议暨国际学术交流会议论文汇编, 2011.

[11] Panjabi M M. The stabilizing system of the spine, Part I, Function, dysfunction, adaption, and enhancement [J]. Spinal disord, 1992 (5): 383 – 389.

[12] Falla D, Jull G. Feed forward activity of the cervical flexor muscles During voluntary arm movements is delayed in chronic neck pain [J]. Exp Brain Res, 2004, 157 (1): 43 – 48.

[13] 白雨. 悬吊运动疗法对慢性腰痛患者疼痛及核心区力量的影响 [J]. 辽宁体育科技, 2012, 34 (6): 45 – 48.

[14] 张松, 张昆, 等. 悬吊运动疗法结合手法治疗肩关节周围炎的疗效 [J]. 中国疗养医学, 2012, 21 (3): 208 – 210.

[15] 孟朋民, 刘伟明, 杨泉林, 等. 悬吊运动训练对颈源性头痛的疗效 [J]. 中国康复理论与实践, 2014, 20 (1): 79 – 81.

[16] 郭险峰, 元帅霄, 李旭. 悬吊运动训练对成人特发性脊柱侧弯慢性腰背疼痛的康复效果 [J]. 中国康复理论与实践, 2010, 16 (8): 716 – 719.

[17] 杨合适, 李建臣, 师玉涛. 采用悬吊法对跳水运动员进行体能训练的研究 [C] //第12届全国生物力学学术交流大会论文集, 2008: 155 – 156.

[18] 魏永敬, 赵焕彬, 宋旭峰, 等. 悬吊训练法功能及其应用现状研究 [J]. 天津体育学院报, 2009, 24 (4): 358 – 360.

[19] Bradl I, Mrl F, Scholle H C, et al. Backmuscle activation pattern and spectrum in defined load situations [J]. J Pathophysiolgy, 2005, 12 (4): 275 – 280.

第三章

悬吊治疗理论和技术基础

悬吊治疗技术与传统康复治疗技术不相违背，是借助悬吊系统这个平台，对原有的技术进行整合和优化，从而形成独具特色的一种新兴技术。在康复训练时，悬吊治疗技术主要涉及减重支持疗法、核心稳定性训练、平衡功能训练、开链运动、闭链运动、协调功能训练、运动再学习、本体感觉、运动机能学和正常姿势相关理论与技术基础。

一、减重支持疗法

（一）概述

减重支持疗法（partial weight support，PWS），又称为减重步行训练，是一种特定任务式训练，主要针对下肢功能障碍，利用悬吊装置不同程度地减少身体体重对训练的负荷，让患者不断重复步行周期的一整套复合动作，从而重现步行行为的一种新的康复技术。它可以使支撑能力不足的患者在早期就进行各种步行训练，提高患者下肢承重及步行能力，缩短康复时间，降低因长期卧床而引起并发症的几率。

减重支持疗法源于1981年Eidelberg等人用脊髓损伤的灵长类猿猴所进行的强制性步行训练实验。1986年，Barbeau等根据此类实验理论，将减重步行训练应用于偏瘫患者。以往步行训练都是在患者进行站立位训练之后，待患者具备步行能力才能进行；而减重步行训练在患者下肢尚无充分负重能力时，通过悬吊和保护装置负担患者部分甚至全部体重，即可使患者处于直立状态，并能在治疗师的辅助下进行步行周期的全套动作练习（见图3-1）。这样使在早期无步行能力的患者可以尽早开展步行训练，得以提高康复疗效。目前，减重支持疗法已经开始广泛地应用于脊髓损伤、脑卒中、脑外伤、脑瘫、多发性硬化、帕金森病、马尾神经损伤、格林巴利综合症等上、下运动神经元病变及下肢疾患引起的步行障碍患者。

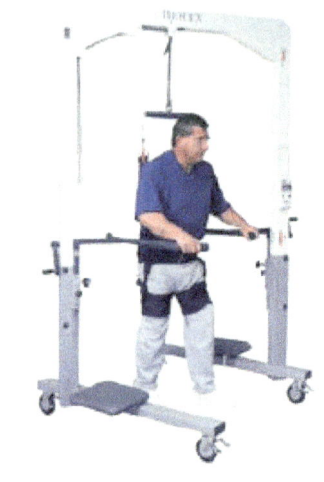

图3-1　减重步行装置
引自 http://www.tech-ex.com/equipment/news/mainland/00499537.html

（二）减重支持疗法的理论基础

1. 步行中枢

有研究发现，一些动物在去大脑后仍然可以爬行，提示脊髓存在爬行（或步行）中枢，而人类步行能力还与大脑皮质和皮质下的功能有密切联系。在复杂情况和特殊任务时，大脑皮质直接参与步行姿态控制。Fukuyama 等采用 PET 研究发现，步行时大脑皮质能量代谢活动增加，提示大脑皮质参与了步行活动。当大脑功能障碍时，皮质下和脊髓中枢的作用就释放或强化，导致异常的代偿性活动。所以，大脑皮质、脑干、小脑和脊髓功能直接受损或传导通路障碍均可导致不同类型的步行功能障碍。但是，其内在的调控机制十分复杂，以致学术界迄今为止仍在研究人类步行中枢的具体部位及详细功能。

2. 脊髓中枢模式发生器

脊髓中枢模式发生器（central pattern generator，CPG）是指由一群神经元相互连接组成的神经网络，在某种刺激后可产生反复神经激动。1998 年，Grillner 和 Debuc 等提出哺乳动物脊髓的 CPG 存在于脊髓腹侧和中部的两侧，特别是颈膨大和腰膨大两处最多，之间有神经信号通讯，形成神经环路，并与其他神经环路关联，最后在 L2～3 整合，产生如步行中屈肌和伸肌交替转换的神经冲动。同年，Barbeau 等发现猫脊髓横断后，鞘内注射氯压定（clonidine）后可激活主动运动，提示 CPG 的活动与脊髓神经介质的活动相关。随后，Shepherd 等做了进一步实验，将猫的胸段脊髓横断，但保留腰骶传入神经，然后采用悬吊方式，将猫放在活动平板上训练步行，记录猫后肢的动作以及肌电活动，发现猫可以在活动平板上进行肢体交替式行动，并且记录到有规律的肌电活动。这提示在训练中脊髓中枢产生了循环发放的神经冲动，而这种神经冲动与中间神经元的调控有关。同时也说明脊髓具有运动学习能力。

脊髓中枢模式发生器理论是减重支持疗法的理论基础。步行时，屈肌兴奋性冲动通过中间神经元抑制伸肌活动，兴奋完成后伸肌的神经兴奋释放，引起伸肌活动，从而在步行动作启动之后，产生自发性屈肌或伸肌交替兴奋。

3. 神经系统可塑性及功能重组（functional reorganization）

失神经支配的过程可以部分甚至全部自然恢复。Barbeau 等发现去皮质的猫可以自发性地恢复运动、避开障碍物、觅食和进行复杂运动的全部技能。可见，神经系统具有可塑性和功能重组能力。

神经系统可塑性是指可以通过学习和训练完成因病损而丧失的功能。神经系统功能重组是指成年人脑损伤后，在结构上或功能上有重新组织的能力，以承担失去的功能的能力。神经系统可塑性及功能重组这一过程必须通过定向诱导才能逐步实现。步行训练正是一种有效的诱导方式，即将步行周期作为一个整体反复练习以期恢复良好的步行模式。

（三）减重治疗与悬吊的关系

减重支持疗法是利用悬吊装置不同程度地减少身体体重对下肢的负荷，针对下肢功能障碍，改善步行能力的一种有效康复治疗手段。现有的悬吊装置系统是在减重支持疗法基础上发展起来的，使用起来更方便快捷，利于将减重支持疗法更好地贯彻到早期康复中。

二、核心稳定性训练（核心肌群训练）

（一）概述

近年来，核心稳定性成为康复训练关注的焦点，已有研究表明，核心稳定性在改善人体平衡能力、预防运动损伤、提高运动成绩等方面发挥着极其重要的作用。

人体核心部位包括腰椎、骨盆和髋关节，以及它们周围的韧带和结缔组织，也包括附着在这些骨骼上的肌肉，其中的骨盆和髋关节，以及它们的连接构成了核心结构的基础。目前，在临床上进行干预并在核心稳定结构中占据重要地位的是核心区肌肉（见图 3-2 和图 3-3）。

根据肌肉功能不同，Goff 将核心区肌肉分为稳定肌和运动肌。稳定肌多为单关节肌，位置较深，通过离心收缩产生控制身体的活动，以保持身体姿势。运动肌多为双关节肌或多关节肌，位置浅表，通过向心收缩产生力量和加速度运动。

任何躯体活动都与核心稳定息息相关。有必要在康复训练过程中关注核心结构的功能和核心区肌肉的运动方式，以提高治疗的质量。

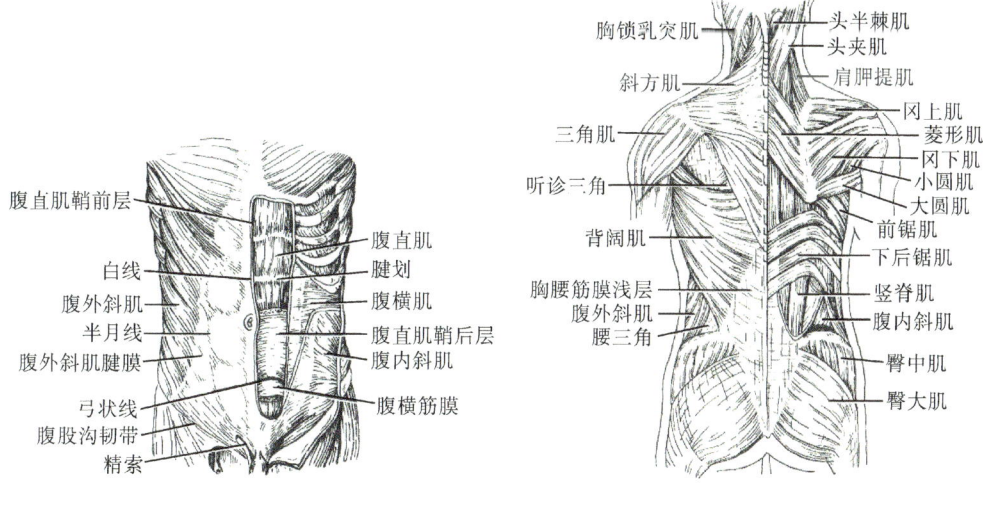

图3-2 腹部肌肉　　　　图3-3 背部肌肉

引自柏树令. 系统解剖学（第2版）[M]. 北京：人民卫生出版社，2010.

（二）核心稳定性理论基础

1985年Panjabi首次提出核心稳定性理论，他认为脊柱稳定性包括被动结构、主动脊柱肌肉和神经控制系统三个系统。

1. 被动结构

被动结构由椎体、椎间盘、椎间关节、关节囊、脊柱韧带等结构组成，主要作用有：① 在脊柱活动中起支撑作用；② 多在椎间盘、韧带、关节软骨等结构中，含有本体感受器，感觉椎体位置的变化，并为神经控制系统提供反馈信息；③ 在脊柱活动中起到维持脊柱稳定性。躯干前屈时，后韧带、椎骨关节突及其关节囊和椎间盘是主要维系脊柱稳定性的结构。躯干后伸时，前纵韧带、纤维环、前部纤维和椎骨关节突是主要维系脊柱稳定性的结构。躯干水平旋转运动时，脊柱的稳定性主要由椎间盘和椎骨关节突维系。

2. 主动脊柱肌肉

主动脊柱肌肉由所有维持脊柱稳定的核心肌群组成。无论脊柱处于静态还是动态，它们都在神经控制系统的协调下共同保持脊柱的稳定。有学者发现，去除肌肉，只保留韧带的腰椎，只能承受 88 N 以内的压力，否则就出现不稳定，而活体腰椎则能承受 2600 N 的压力，这说明肌肉收缩产生的力量和肌肉的紧张性维持了腰椎的稳定。

3. 神经控制系统

神经控制系统主要接收来自被动结构和主动脊柱肌肉的反馈信息，判断用以维持脊柱稳定性的特异性需要，然后启动相关肌肉活动，实现稳定性控制的作用。如在上肢运动发生之前，正常人的多裂肌和腹横肌活动能够先行启动，而下腰痛的患者相关肌肉启动时间相对较慢，表现出明显的神经功能障碍。

在人体的核心力量整个系统中，被动结构、主动脊柱肌肉和神经控制系统是相互依靠，共同维持核心力量的稳定性，并应对核心力量的变化以及静态与动态负荷。

（三）核心稳定性训练与悬吊系统的关系

核心肌群训练是核心稳定性训练的主要治疗手段。目前，核心肌群训练多在不稳定状态下进行，即借助动态不稳定支撑面创造一个动态的支撑环境后实施训练。据报道，相对于传统训练方法，如采用 bobath 球等不稳定性支撑训练能够激活神经系统募集更多的肌纤维参与运动。

悬吊系统与其他康复器材创造的不稳定平面不同，它能给患者提供一个安全的训练环境，并且可以通过悬吊带的长度、弹性和高度来调整训练难度，从而强化核心肌群的训练。

三、平衡功能训练

（一）概述

平衡是人类的基本运动技能，对于维持日常生活中的各种姿势、进行各种活动以及对外界干扰产生适宜的反应尤为重要。力学上，平衡是指当作用于物体的合力为零时物体所处的一种状态。然而，临床上平衡是指人体处在一种姿势或稳定状态下（静态）以及不论处于何种位置时（动态），当运动或受到外力作用时，能自动地调整并维持姿势的能力。前者属于静态平衡，如坐、站等姿势时保持稳定状态的

能力。后者属于动态平衡,包括两个方面:

① 自动态平衡,即人体在进行各种自主运动,例如从坐到站等各种姿势间的转换运动时能重新获得稳定状态的能力;

② 他动态平衡,即人体对外界干扰,例如推、托等产生反应、恢复稳定状态的能力。

（二）平衡的理论基础

人体平衡的维持可以简化为感觉输入、中枢整合和运动控制三个环节。

1. 感觉输入

人体通过视觉、躯体感觉、前庭觉的传入来感知身体所处的位置及其与周围环境的关系。

（1）视觉系统　周围环境及身体运动和方向的信息,被视网膜收集,并经过视觉通路传入视中枢。当躯体感觉受到干扰或破坏时,身体直立的平衡主要通过视觉系统来维持。所以,在去除或阻断视觉输入的条件下,如在黑暗的环境中,姿势的稳定性要比睁眼时显著下降。

（2）躯体感觉系统　主要由皮肤感觉（触、压觉）和本体感觉组成。在日常活动中,体重的分布和身体重心的位置等信息由与支撑面相接触的皮肤触觉、压觉感受器向大脑传递;面积、硬度、稳定性等随支持面变化而变化的信息由肌肉、关节及肌腱等处的本体感受器收集,并传入大脑。当正常人站立在固定的支撑面上时,足底皮肤的触觉、压力觉和踝关节的本体感觉输入起主导作用。若外周神经病变等导致足底皮肤和下肢本体感觉输入完全消失时,人体失去了感受支持面情况的能力,姿势的稳定性就会受到影响,特别是闭目站立的时候,

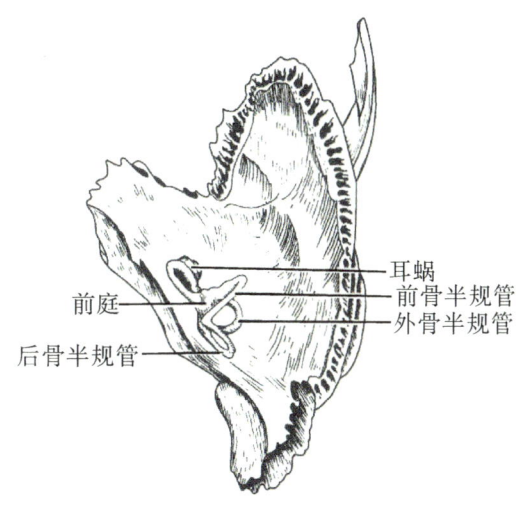

图3-4　前庭在内耳的位置

引自柏树令. 系统解剖学（第2版）[M]. 北京: 人民卫生出版社, 2010.

由于同时失去了躯体和视觉的感觉输入，身体会出现倾斜、摇晃，甚至摔倒。

（3）前庭觉系统　①半规管内的壶腹嵴，为运动位置感受器，能感受人体在三维空间中的运动角加（减）速度变化；②前庭迷路内的椭圆囊斑和球囊斑，感受瞬时直线加速运动及与直线重力加速有关的头部位置改变的信息（见图3-4）。一般情况下，前庭觉系统控制人体重心位置的作用很小，只有当躯体感觉和视觉信息输入均不存在（被阻断）或输入不准确发生冲突时，前庭系统的感觉输入在维持平衡的过程中才变得至关重要。

2. 中枢整合

上述三种感觉信息输入在脊髓、前庭核、内侧纵束、脑干网状结构、小脑及大脑皮质等多级平衡觉神经中枢中进行整合加工，并形成运动模式。当体位或姿势变化时，中枢神经系统对三种感觉信息进行整合，迅速判断传入信息的真伪，并加以取舍。

3. 运动控制

多种感觉信息经中枢神经系统整合后，下达运动指令。运动系统接受命令后，以不同的协同运动模式控制姿势变化，从而将身体重心调整回到原来的范围或重新建立平衡。其中主要的调节机制有：

（1）踝调节　当人体站在一个比较坚固和较大的支持面上，受到较小的外界干扰时，身体重心首先以踝关节为轴前后转动或摆动（类似钟摆运动），以调整身体重心，保持平衡。

（2）髋调节　当人体站立在较小的支持面上（小于双足面积），受到较大的外界干扰时，身体稳定性明显降低，前后摆动幅度增大，此时为了减小身体摆动，使重心重新回到双足的范围内，人体启动髋调节机制，通过髋关节的屈伸活动来调整身体重心和保持平衡。

（3）跨步调节　当外力干扰过大，身体的摇动进一步增加，重心超出其稳定极限，髋调节机制也不能应付平衡变化时，跨步调节机制启动，人体自动向用力方向快速跨出或跳跃一步，来重新建立身体重心支撑点，避免摔倒。

（三）平衡训练与悬吊的关系

相对于其他康复器材，悬吊系统可以说一物两用，通过悬吊带的长度、弹性和高度，既可以提供一个安全、稳定的平面，以进行静态平衡训练；又可以提供一个有保护的、不稳定的状态，以进行动态平衡训练；另外，可以多点设置（运动点，支点）增加运动难度，丰富训练方案，实现安全保护下的平衡训练，并且在此基础上辅助助力和抗阻训练。

四、开链运动和闭链运动

（一）概述

关节运动链是指人体的几个部位通过神经、肌肉和关节连接而组成的一个复合运动链，如上肢关节运动链由肩带、上臂、肘关节、前臂、腕关节、手等构成。目前，运动链锻炼方式分为开链运动（Open Kinematic Chain，OKC）和闭链运动（Closed Kinematic Chain，CKC）。开链运动训练与闭链运动训练对同一块肌肉都可以产生作用，但产生的作用是不同的。

（二）开链和闭链运动在康复中的应用原理

开链运动是指肢体近端固定而远端关节活动的运动，如步行时的摆动相。其特点是各关节链有其特定的运动范围，远端的运动范围大于近端，速度也快于近端，能独立地刺激所训练的肌肉，动作相对比较容易掌握。在强化肌力的训练中，肌肉爆发力的训练应选择开链运动。

闭链运动是指肢体远端固定并承受身体重量，近端肢体在固定远端肢体的基础上进行移动，如俯卧撑中上肢的运动。其特点是在训练时肌肉、骨骼、肌腱、韧带、关节囊都承受一定负荷，强化整个运动链的肌力，同时对关节及其周围组织的本体感受器的刺激比开链运动训练更为明显。但闭链运动参与的关节和肌肉较多，相对于开链运动，其更不容易掌握。在功能训练中，闭链运动通常运用比较多。

开链运动与闭链运动特点主要区别见表3-1。

表3-1 开链运动与闭链运动特点的主要区别

项目	开链运动（OKC）	闭链运动（CKC）
远端运动方式	远端肢体在空间中运动	远端肢体保持固定
关节参与情况	有单一的关节运动，附近关节无活动	多关节运动，附近关节有运动

续表 3-1

项目	开链运动（OKC）	闭链运动（CKC）
身体活动	只有运动关节远端的身体活动	运动关节的近端和远端的身体都有活动
肌体运动	只有主动肌收缩	运动关节的远端和近端多肌群收缩
身重参与情况	较少出现身体重量作为负重参与运动	很多时候有身体重量作为负重参与运动
阻力应用	阻力应用在运动肢体远端	阻力同时应用在多个运动关节
动作复杂程度	动作相对比较简单，初学者容易掌握	动作相对不容易掌握，用于早期康复和功能训练
训练的目标性	针对性训练，孤立、刺激训练目标肌肉	参与活动关节和目标肌肉较多
安全性	不及闭链运动	安全性高

（三）开链运动和闭链运动在悬吊上的运用

通过悬吊治疗技术，可以灵活地改变悬吊点、连接点、运动点之间的位置关系来强化开链运动和闭链运动训练的效果。开链运动可在悬吊系统上使用外来的重量和滑轮系统强化远端的肌力训练。对于闭链运动，使用悬吊系统，通过调节杠杆、改变力矩的方式来逐级增加运动负荷，强化整个运动链的肌力，提高本体感觉输入。

五、协调功能的训练

（一）概述

协调（Coordination）是指人体产生流畅、准确、有控制的运动能力。完成高质量的运动应包括按照一定的方向和节奏，并采用适当的力量和速度，最后达到准确目标的能力，就是协调能力，是在先天和后天的基础上发展起来的一种感知觉能力。而运动协调则是一种在能力基础上的最优组合，是肢体在应对各种需求时，各感觉器官和神经肌肉系统共同参与，共同维持彼此间良好关系的一种目标导向活动。

协调能力主要受大脑中枢神经系统控制，其中，参与控制的中枢部位主要有小脑、基底节及脊髓后索，并据此把协调功能障碍分为小脑性共济失调、基底节共济失调、脊髓后索共济失调。

在临床康复中，协调性训练适用于共济失调或缺乏运动控制能力的患者，一般常用于上运动神经元障碍患者，如脑性瘫痪、脑外伤及脑卒中等，但其原则也可以应用于某些下运动神经元和软组织病变。

(二) 协调性训练的原理

多数人知道训练可增强力量与耐力，但对其增加控制能力和协调能力以及生理学效应了解不多。控制能力和协调能力二者密不可分，目的是形成感觉印象和运动程序，二者存储于大脑中，进而产生动作。当中枢神经系统受损时，训练可通过未受损神经元的侧支生长，或者其他神经元或神经通路的替代，在受损区域外的其他区域重新形成感觉印象和运动程序。当中枢神经系统未受损，而下运动神经元或软组织疾病导致运动障碍时，通过训练可重新启动正常情况下被抑制的神经通路。

基于此，协调性训练的基础是利用残存部分的感觉系统以及视觉、听觉和触觉来管理随意运动，其本质在于集中注意力，进行反复正确的练习。主要方法是在不同体位下分别进行肢体、躯干、手、足协调性的活动训练，并反复强化。试验研究表明，将支配猴一侧前肢的脊髓背根切除后，导致一侧前肢活动障碍，然后将正常侧前肢绑住不让活动，则在饥饿情况下能学会将背根切除侧的前肢伸出笼外拿取食物，这表明有障碍侧前肢在多次重复练习下可以获得协调能力。又如刚进行手术后不久，肢体执行任何动作都极度依赖于视觉的监控，经过2周到3个月肢体动作的灵活性恢复，可以不借助视觉而进行活动，同样表明重复练习获得协调能力。

(三) 协调功能训练与悬吊的关系

感觉印象的建立是控制与协调的最初目标，因此感觉反馈尤其关键。在训练过程中应特别强调位置觉和触压觉。如果不具备正常的感觉，那么必须利用未受损的感觉进行代偿。当患者不能进行主动运动时，被动运动可提供本体感觉的传入。如果患者缺乏足够的力量、耐力及运动范围，在悬吊下锻炼就可以给予额外的帮助，以解决这些问题。

另外，许多因素诸如心理年龄、集中力、注意力、洞察力及调动性，也会影响协调能力训练的效果。因此，有必要通过减少干扰、增强运动的趣味性，以及降低复杂程度来减轻上述因素的不良影响；同时，避免过劳和不适，创造一种安全和放松的环境也是非常重要的。要形成准确的感觉印象，运动训练必须明确，应避免替代或超负荷练习，尽量减少自发练习，给予充分的支持以及采用一定的姿势和器械，使用悬吊可以在安全环境下减少不理想的练习。在明确要完成的运动或任务后，不断地重复这种行为，同时纠正出现的错误，直到形成恰当的感觉印象和运动模式。

六、运动再学习

（一）概述

易化技术是根据神经生理学与神经发育学的原理和规律，利用各种方式刺激运动通路上的神经元，调节其兴奋性，以获得正确的运动控制能力的一类康复治疗方法，是康复治疗常用的方法之一。20世纪80年代，澳大利亚Carr等提出质疑，认为该技术对患者实景的日常生活训练不够，只从神经生理学方面考虑运动功能的恢复，而忽视了运动科学、生物力学、行为科学及认知心理学等，所以造成疗效上不尽人意。

运动再学习疗法（Motor Relearning Programme，MRP）结合了易化技术理论，但将侧重点转向运动控制模式，强调患者在主观参与和认知正常情况下，再学习再训练时要按照科学的运动学习方法对患者进行教育训练；另外，还强调在训练过程中分析具体动作，并根据分析结果将患者可控制的肌肉训练融入到现实生活活动中。运动再学习技术的出现和应用，体现了神经康复技术的进展，与神经生理学疗法中易化技术相比，运动再学习是从周围神经水平发展到了中枢神经水平。

（二）运动再学习方法的基本原理

1. 脑损伤后功能恢复

脑损伤后的功能恢复主要依靠脑的可塑性（plasticity）和脑的功能重组（functional reorganization）。脑的可塑性依赖于活动的突触连接的改变和成人皮质区域的重组，涉及长时程增强和长时程抑制两种机制。实验研究已表明，成熟的中枢神经系统在受损后有一定程度的自我修复和重组能力。实现重组的主要条件是需要练习特殊的活动，需要的越多，重组就更自动更容易。特别是早期练习有关的运动动作，对防止代偿、促进脑的可塑性的发展有好处；而缺少有关练习，可能产生继发性神经萎缩或形成不正常的神经突触。

2. 限制不必要活动

中枢神经受损后，进行病变侧肢体训练时，一般出现几种错误的倾向，并通过用力而加重：可能活动了不应活动的肌肉；可能过强收缩肌肉以代偿控制不良；可能活动健侧而非受累侧；虽活动了应活动的肌肉，但肌肉间的动力学关系紊乱。因此，运动学习包括激活较多的运动单位和抑制不必要的肌肉活动两方面，举例来说，就是除按运动发生的先后顺序对完成动作的肌肉进行训练外，还要保持低水平用力，以免兴奋在中枢神经系统中扩散。

3. 反馈对运动控制极为重要

周围反馈和运动的关系不像感觉、运动两分法那么简单。有本体感觉和触觉缺陷不一定是中风预后不良的指征。只要通过明确目标的视听反馈和指导，患者将学到有效的运动；同时，运动训练本身也有助于改善患者的感知觉。可见，在运动学习中，利用视觉和语言进行反馈尤为重要。

除了外部反馈（眼、耳、皮肤等）、内部反馈（本体感受器和迷路等）外，反馈还包括脑本身信息的发生。中枢神经系统在运动技能的获得与维持中有相当大的自主性与独立性，许多运动程序是遗传带有的。另外，运动动机、意志等在动作技巧的形成和改善中起着主导作用，并通过意向性运动输出与运动方案的比较，对运动进行监测。

4. 调整重心，维持躯体平衡

当身体各部分处在正确对应关系时，仅需极少的肌肉能量就能维持站立姿势的平衡。运动时人体姿势不断变化，其重心也不断改变，因此，需要体位调整才能维持身体的平衡。体位调整既有预备性又有进行性，并与作业和作业的环境有密切关系。在动作开始前，预备性的肌肉活动就设定了肌肉的力学参数，从而在干扰前就建立了机体的运动学的联系，使干扰的影响减至最小。训练时，通过视觉及本体感觉会及时把周围环境的信息传入大脑，由其快速分析，并选择自己所需要的信息，然后作出反应。此外，调整重心、维持躯体平衡不仅是一种对刺激的反应，而且是一种与环境间的相互作用。康复训练时还要注意在完成作业中让患者重新具有主动性和信息搜集的能力，从而动态性地作出进行性的体位调整。

(三) 运动再学习与悬吊的关系

运动再学习疗法在训练时强调患者主观参与和配合，按照科学的运动学习方法反复对患者进行正确运动姿势以恢复其运动功能。在悬吊状态下，进行训练过程中，分析具体动作，根据分析结果将患者可控制的肌肉在悬吊放松的环境中加强并在大脑中形成印记。最后加大难度使患者将训练内容融入到现实生活活动中。在训练过程中利用悬吊减重或增加难度等，创造了良好的自我学习和运动环境，增强肢体适应日常活动的能力，限制不必要的肌肉活动。亲属和有关人员的参与等保证患者将所学的运动技能用于日常生活及各种环境，使学习能够持续和深入。

七、本体感觉

(一) 概述

1893年Sherrington发现肌肉、肌腱和关节等处具有感觉功能，并提出了本体感觉（prorioce ption）这一术语。他认为，本体感觉的信息由传入神经纤维传至中枢后可决定肌肉的紧张度，还指出小脑是本体感受系统的中枢。通过对牵张反射进行了深入的研究和分析，他还将牵张感受器称为本体感受器（proprioceptive receptor），考虑到躯体感觉传入对运动的作用，提出本体感受器和外感受器的区别。本体感受器存在于肌肉和关节内，并可被躯体运动所兴奋，来自本体感受器的传入信息与运动的自动调节有关。外感受器则位于皮肤，其主要功能是通过接受外部刺激对运动进行调节。用于调节运动式样的感觉传入信息有三类，即来自肌肉和皮肤的躯体感觉，前庭器官的平衡感觉和视觉。本体感觉是关节运动觉和位置觉的一种特殊感觉形式，主要包括以下几个方面的内容：

① 关节位置的静态感知能力；
② 关节运动的感知能力（对关节运动或加速度的感知）；
③ 反射回应和肌张力调节回路的传出活动能力。

前两者反映本体感觉的传入活动能力，后者反映其传出活动的能力。

在人的一生中，有几个生理系统会发生显著变化，其中就包括本体感觉系统。退化的本体感觉会导致对身体位置变化的感知有失精准，而增加跌倒摔伤的几率，并且在行使本体感觉功能活动时，一段时间非正常的生物力学运转将恶化关节疾病。由本体感觉功能的变化引起的下肢神经肌肉控制的改变和平衡能力下降，与老年人损伤性摔伤及骨骼肌肉系统损伤的高发率相关。显然，本体感觉随老龄化而衰退，而规律的身体活动似乎可以缓解这种现象的产生，并且能够防止老年人摔伤及二次损伤的发生。还有一些学者研究本体感觉和平衡以及协调之间的关系，Hirabayashis（1995）等人的研究提出老年人跌倒与肌肉运动失调有关。本体感觉作为运动训练的一个新问题，直到近几年才逐渐受到关注。本体感觉之所以受运动训练关注，主要是由于它在躯体运动所发挥的作用日渐凸现。

（二）本体感觉的产生机制和功能

本体感觉是本体感受器感受运动和身体姿势的变化产生的对肌肉或肌梭牵拉刺激及相关刺激，然后将这些刺激传递到中枢神经系统的相应功能区域，通过信息加工和处理后产生的一种感觉。在解剖学结构上，存在于骨骼肌的本体感受器是肌梭与腱器官。肌梭是一种感受肌肉长度变化或牵拉刺激的特殊的梭形感受装置。肌梭几乎存在于所有的骨骼肌中，特别集中在那些执行精细运动的肌肉中，是一种高度特化的感受器。每个肌梭有三个主要成分：

① 一组特化的梭内肌纤维，它的中央是不收缩的；
② 有初级、次级两类感觉末梢；
③ 小直径的γ传出纤维，其末梢分布在梭内肌纤维两级的收缩部位。

肌梭的主要功能是当它所在的那块肌肉被拉长时，可发出牵拉长度和速率变化的信号，骨骼肌长度的改变与关节的角度变化关系密切，因此肌梭感受器是中枢神经系统了解肢体或体段相关位置变化的结构。腱器官分布在腱胶原纤维之间，与梭外肌纤维串联，纺锤形腱梭的腱，是一种感受肌肉张力变化的感受装置。它们对被动牵拉刺激并不敏感，但是对肌肉的主动收缩敏感。

本体感觉系统主要通过两种方式对躯体运动进行干预，一种是通过运动前期的预兴奋反射性提高参与肌肉的力量，为姿势的调整和承受外部负荷做好准备；一种是在运动的过程中通过肌梭和腱器官反馈式的调整肌肉的力量，并协调不同肌肉之间的用力，解决躯体的稳定，稳定程度和稳定与不稳定交替转换的问题。

本体感觉作为人体最基本的感觉系统，它对自身认识肢体的空间位置、速度力量等有着重要的作用。一切运动技能的形成都是建立在正确的肌肉本体感觉基础上的。

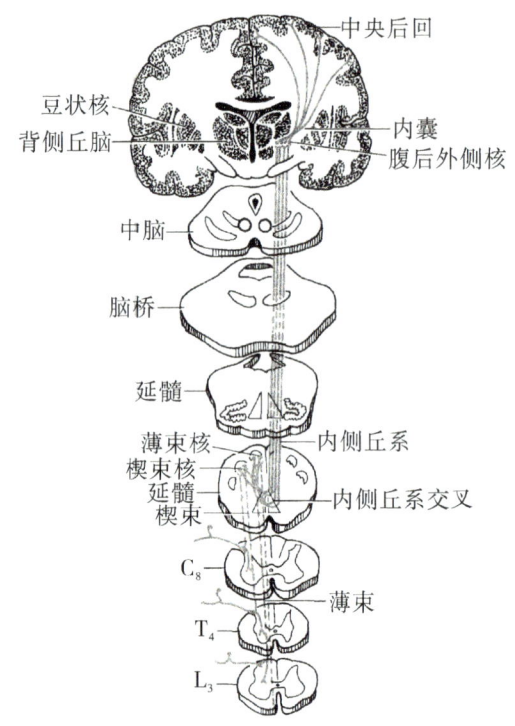

图3-5　躯干和四肢本体感觉传导通路
引自柏树令. 系统解剖学（第2版）[M]. 北京：人民卫生出版社，2010.

（三）本体感觉与悬吊的关系

本体感觉功能训练也称为机体运动感觉系统功能训练，是指通过有意识地感知关节的空间位置、关节运动以及关节移动的方向和速度来达到改善关节本体感受功能的训练。其训练实质是通过肌梭和腱梭、韧带、关节囊、皮肤感觉之间的协调作用，自动完成对局部关节、肌肉张力的调节。即从感觉系统（传入系统）到神经系统（中枢系统）再到运动系统（传出系统）的一个综合的训练过程，而不是孤立的。在这一训练过程中逐步达到整个运动及本体感觉的有序、全面的发展。悬吊训练强调对躯干和四肢稳定肌群进行逐步深入的训练，逐步在运动训练中对患者的稳定肌、感觉、运动协调能力等方面进行改善，是行之有效的本体感觉训练方法。

八、运动机能学

（一）概述

运动，可以说是整个宇宙的存在形式。从星系到星球到自然到生物以至到分子、原子等最小的结构单位，无一不是在运动着，而正是这些永不停息的运动，才构成了我们丰富绚丽的世界。人类当然也不例外，这些活动中，人们总是思考几个问题：省力，提高效率，防止损伤，损伤后的有效治疗等，而这些都是运动机能学思考的问题，它为我们一一做了详尽的解释，所以对运动学的研究有着实际的、深远的意义。社会发展到今天，各领域都想提高效率、事半功倍。运动学就从运动的方面阐述了"效率"－运动的效率和有效性。从生物力学角度，从有效合理利用肌肉的角度，从运动心理角度等方面，充分诠释了人体运动的价值体现。这也是我们学习运动学的原因所在。

运动机能学又叫运动学（kinesiology）是理论力学的一个分支学科，它是运用几何学的方法来研究物体的运动，主要研究质点和刚体的运动规律。运动学为动力学、机械原理（机械学）提供理论基础，也包含自然科学和工程技术等多个学科所必需的基本知识，包括物体的运动在空间和时间等方面的差异。

与康复相关的力学主要是指人体运动学。人体运动学是研究人体活动科学的领域，是通过位置、速度、加速度等物理量描述和研究人体和器械的位置随时间变化的规律或在运动过程中所经过的轨迹，而不考虑人体和器械运动状态改变的原因。在研究人体运动时，是以牛顿力学理论为基础的。在运动生物力学中，把人体简化为质点、质点系、刚体和多刚体系等力学模型，而使研究的问题大大简化。但是，人体是生命体，因此，在研究人体运动学时，还要尽可能地考虑人的生命特征，才能正确地研究人体的运动。

（二）人体运动学基础理论

1. 内容

人体运动学囊括了人体功能解剖学、生物力学和部分运动生物力学的内容。人体功能解剖学，主要研究的是运动器官的结构是如何适应及配合运动生理功能，了解人体结构在运动中的作用。生物力学，主要采用力学原理分析骨骼、肌肉、关节运动中的力学现象，分析人体在静态和动态时，力在各部分所起的作用，以及力在机体正常生理状态与机体病理状态下的差异。运动生物力学，主要运用力学和生物学的基本理论和方法，研究运动时人体的生物和力学规律，为进行运动治疗建立合理的训练方法和适当的手法提供依据。

2. 人体运动学与康复治疗学的关系

康复治疗学是改善损伤和疾病所导致的功能障碍，尤其指运动功能及与之相关的功能损害，康复治疗的目的是使患者功能最佳化、生活自理、重返社会。康复治疗中以物理治疗、作业治疗、言语治疗、假肢矫形器装备、心理治疗等作为主要治疗手段，其中，运动治疗作为物理治疗的重心，为最主要的治疗手段之一。

运动治疗（kinesiotherapy）是使用器械、徒手手法或患者自身力量，通过主动、被动、助力等活动方式，使患者获得全身或局部的感觉和运动功能恢复的训练方法。正常的人体运动功能需要骨骼肌肉系统、心肺血管和神经系统的完美协作。

健康的骨骼肌肉系统是正常运动的基础。心肺血管系统提供运动的能量，决定运动功能的活动量，神经系统控制运动的准确性。但三大系统发生疾病及损伤而影响正常功能时，人体的运动功能及相关功能就会发生障碍，需要根据患者具体情况，制定科学合理的康复治疗方案来训练活动增强三大系统的功能，使其最终恢复个体活动能力，提高运动功能，以便重返社会生活。

（三）人体运动学与悬吊的关系

人体运动学是康复治疗学专业的基础课程。作为以恢复患者功能为治疗目标的康复治疗师，必须熟练人体运动学的各领域知识，正确认识人体运动器官各部分的解剖特点和力学特性才能更好地理解和掌握各种康复临床治疗的理论和技能。

学习人体运动学，通过对人体结构和功能的力学研究，对运动动作的生物力学分析，我们可以理解正常运动器官的结构是如何配合功能运动的，从而使我们发现不正常运动模式的原因及本质。辨别悬吊治疗的适应症及禁忌症，有效选择治疗技巧和手法，制定合理的运动治疗方案，准确实施悬吊下的运动治疗。通过研究不同的运动对于人体某一局部所施加力量负荷的特点，可以提醒我们采取预防措施来防止治疗时给病人造成误用性综合征，避免治疗师训练时用力过度或不当导致患者及本人受伤，为悬吊训练的强度、持续时间和间隔时间提供理论依据，使训练高效又安全。

参 考 文 献

[1] Eidelberg E, Walden J, Nguyen L. Locomotor control in macaque monkeys [J]. 1981 (4).

[2] Finch L, Barbeau H. Hemipleglc gait: New treatment strategies. 1985.

[3] Barbeau H, Rossignol S. Recovery of locomotion after chronic spinalization in the adult cat. 1987 (1).

[4] Ian Hasegawa. The use of unstable training for enhancing sport performance [J]. NACA's Performance Training Journal, 2005, 4 (4): 15 – 17.

[5] Travis Brown. Core flexibility static and dynamic stretches for the core [J]. NACA's Performance Training Journal, 2005, 4 (4): 8 – 10.

[6] Paul J G. Connecting the core [J]. NACA's Performance Training Journal, 2004, 3 (6): 10 – 14.

[7] Kenneth A, David G B. The impact of instability resistance training on balance and stability [J]. Sports Med, 2005, 35 (1): 43 – 53.

[8] Fugl Meyer. The post-stoke hemiplegic patient. I: a method for evaluation of physical performance, 1975.

[9] Lennon S. Gait re-education based on the Bobath concept in two patients with hemiplegia following stroke, 2001 (3).

[10] Woldag H, Hummelsheim H. Evidence-based physiotherapeutic concepts for improving arm and hand function in stroke patients: a review [J]. 2002 (5).

[11] Gesell. Perspectives on the development of movement coordination in in fancy [M]. Elsevler Sclence Publish B V, 1993.

[12] Bernstein. The coordination and regulation of movement [N]. London: Pergamon, 1996.

[13] Newell K M. Constraints on the development of coordination [M] // M G Wade, HTA Whiting (Eds.), Motor development in children: aspects of coordination and control. Dordrecht: Martinus Nijhof, 1986: 341 – 360.

[14] Carr J H, Shepherd R B. A motor relearning programme for stroke [M]. 2ed. London: Batterworth-Heinemann, 1987.

[15] Cauraugh J H, Summers J J. Neural plasticity and bilateral movements: a rehabilitation approach for chronic stroke [J]. Prog Neurobiol, 2005, 75 (5): 309-320.

[16] Carr J H, Shepherd R. Stroke rehabilitation-guideline for exercise and training to optimize motor skill [M]. Batterworth-Heinemann, 2003.

第四章

悬吊治疗的功能评估

一、核心肌群肌力评估

核心肌群为功能运动链的中心，是所有肢体活动的基础。在悬吊创造的不稳定平面下，能够激发和募集更多核心肌群的肌肉进行训练，有效提高其运动能力。临床上，评定核心肌群的肌力是判断躯干稳定性、确定躯干运动链的薄弱部分的有效方法，是悬吊治疗功能评估的基本内容之一。

（一）徒手肌力检测

1. 躯干前屈

【参与肌肉】
主要肌：腹直肌。
辅助肌：腹内斜肌、腹外斜肌。
【检查方法】
体位：仰卧位。
手法：固定双下肢。
【评级方法】
0级：抬头时，被检者触及上腹部腹直肌无收缩。
1级：抬头时，被检者触及上腹部腹直肌有收缩。
2级：双上肢置于躯干两侧，被检者可屈颈抬头，但肩胛骨不能离开床面。
3级：双上肢置于躯干两侧，被检者能抬头且肩胛可离开床面。
4级：双上肢置于躯干两侧，被检者抬起上身能坐起。
5级：被检者双手抱头，伸髋，伸膝，抬起上身能坐起。
详见图4-1。

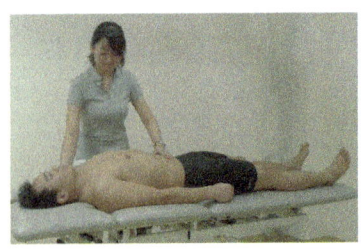 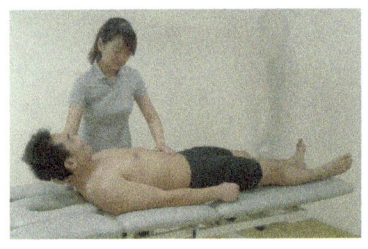

躯干前屈肌群0级和1级肌力检查方法　　躯干前屈肌群2级肌力检查方法

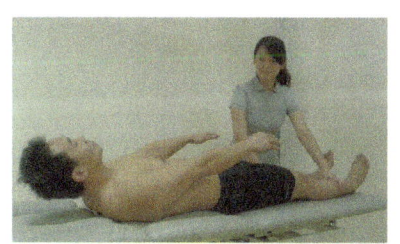

躯干前屈肌群3级肌力检查方法

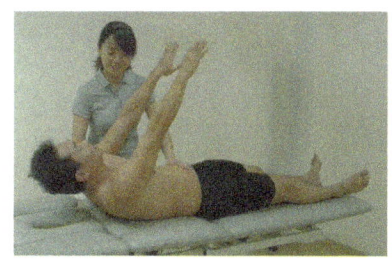

躯干前屈肌群4级肌力检查方法

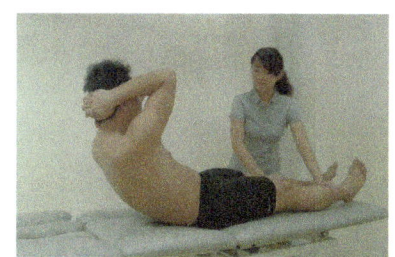

躯干前屈肌群5级肌力检查方法

图4-1 躯干前屈肌群评级方法

2. 躯干旋转

【参与肌肉】

主要肌：腹内斜肌、腹外斜肌。

辅助肌：背阔肌、半棘肌、多裂肌。

【检查方法】

体位：坐位、仰卧位。

手法：固定被检者双下肢，令其胸廓向一侧旋转、屈曲。

【评级方法】

0级：坐位，被检者试图转体时，触及肋骨下缘腹外斜肌无收缩。

1级：坐位，被检者试图转体时，触及肋骨下缘腹外斜肌有收缩。

2级：坐位，双上肢自然垂于身体两侧，固定骨盆，被检者能大幅度转体。

3级：仰卧位，双上肢置于躯干两侧，被检者能旋转至抬高侧肩胛离床。

4级：仰卧位，被检者伸髋，伸膝，双手前平举，能坐起并转体。

5级：仰卧位，被检者双手抱头，能坐起并转体。

详见图 4-2。

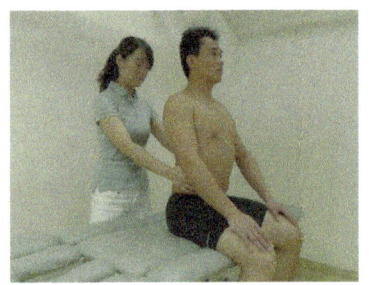

躯干旋转肌群 0 级和 1 级肌力检查方法

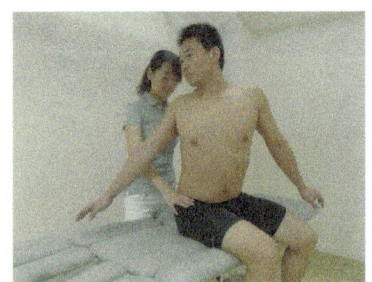

躯干旋转肌群 2 级肌力检查方法

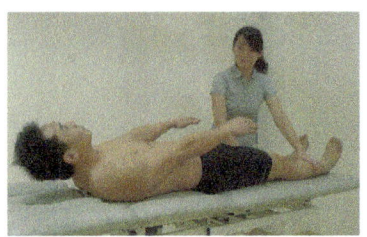

躯干旋转肌群 3 级肌力检查方法

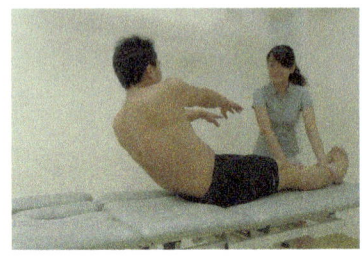

躯干旋转肌群 4 级肌力检查方法

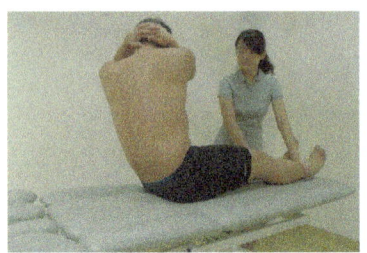

躯干旋转肌群 5 级肌力检查方法

图 4-2　躯干旋转肌群评级方法

3. 躯干后伸

【参与肌肉】
主要肌：骶棘肌、胸髂肋肌、胸最长肌、棘肌、腰髂肋肌、腰方肌。
辅助肌：头半棘肌、旋转肌、多裂肌。

【检查方法】

体位：俯卧位。

手法：固定被检者骨盆，令其挺起腰椎，并将上肢、双肩、胸廓先后离开台面。

【评级方法】

0级：双上肢置于躯干两侧，被检者试图抬头时触及骶棘肌无收缩。

1级：双上肢置于躯干两侧，被检者试图抬头时触及骶棘肌有收缩。

2级：双上肢置于躯干两侧，被检者可抬起头。

3级：双上肢置于躯干两侧，被检者可抬起上身。

4级：固定下肢，在胸廓上部加予中等阻力时，被检者可抬起上身。

5级：固定下肢，在胸廓上部加予较大阻力时，被检者可抬起上身。

详见图4－3。

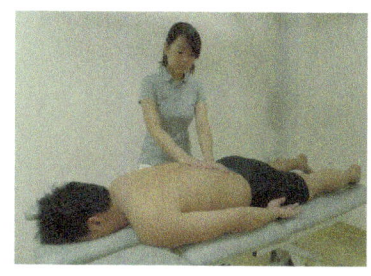

躯干后伸肌群0级和1级肌力检查方法

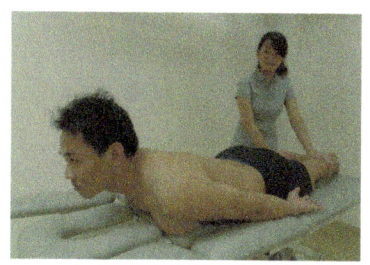

躯干后伸肌群2级肌力检查方法

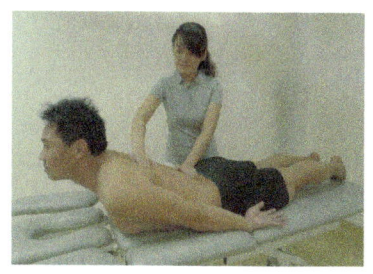

躯干后伸肌群4级和5级肌力检查方法

图4－3　躯干后伸肌群评级方法

4. 上提骨盆

【参与肌肉】

主要肌：腰方肌、腰髂肋肌。

辅助肌：腹外斜肌、腹内斜肌。

【检查方法】

体位：仰卧位、立位。

手法：被检者双手扶持诊查台台面以固定胸廓（无力者，由他人协助固定）。

【评级方法】

0级：被检者在试图上提骨盆时，未触及腰部竖脊肌外缘的深面肌紧张。

1级：被检者在试图上提骨盆时，触及腰部竖脊肌外缘的深面肌紧张。

2级：被检者可向头部方向拉动骨盆。

3级：被检者可向头部方向全范围拉动骨盆，但不能抗阻力。

4级：检查者在被检者踝部予向下中等阻力，其能朝头部方向全范围拉动骨盆。

5级：检查者在被检者踝部予向下较大阻力，其能朝头部方向全范围拉动骨盆。

详见图4-4。

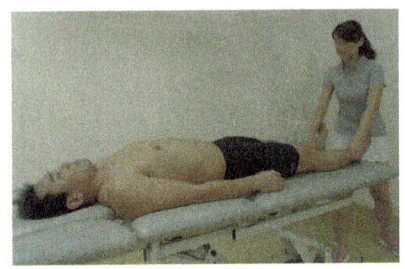

骨盆提升肌群4级和5级肌力检查方法

图4-4 骨盆提升肌群评级方法

（二）肌电图

肌电图是通过描述肌肉单位活动的生物电流，来判断神经肌肉所处的功能状态，结合临床对疾病作出诊断。利用肌电图检查可帮助区别病变示肌原性或是神经原性。

肌电图检查是测定运动系统功能的一种手段。当运动系统中上运动神经元（皮质和脊髓）、下运动神经元（脑神经运动核和脊髓前角的运动神经元）、神经肌肉接头以及肌肉各个不同的环节的损害都可以影响到肌电图检查的结果。

1. 针肌电图

常用的肌电图检查是针肌电图，即采用不同的插入针电极记录需测定的每一块肌肉的电位变化。一般分四个步骤：

① 记录插入针电极时肌肉所引起的电位变化；
② 观察肌肉在不收缩时是否有异常自发电活动；
③ 被检者轻微收缩时所测定的运动单位电位；
④ 被检者大力收缩时引出的募集电位。

针肌电图检查的临床意义：

① 区分神经源性异常与肌源性异常。肌电图是鉴别神经或肌肉疾病最灵敏的方法，详见表 4-1。

表 4-1 神经源性异常肌电图和肌源性异常肌电图鉴别

项目	神经疾病	肌肉疾病
静息时	有纤颤或正相电位	有少量纤颤电位
轻用力	有长时限高电压运动单位电位，多相电位增加，而且多为长时限多相电位	短时限运动单位电位
最大用力	干扰不完全	过分干扰型肌电图
自动分析	每秒相数较少，每相波幅较高，频谱偏低	每秒相数增加，每相波幅较低，频谱偏高

② 确定神经系统有无损伤及损伤部位。根据不同肌肉的神经支配异常情况，可以推断为神经根、神经丛、神经干、神经支病变。

③ 作为临床康复评定的指标。纤颤电位的出现，可以作为神经早期损害的指标。神经外伤后，运动单位电位的恢复早于临床恢复 3~6 个月，可以作为治疗有效的指标。

2. 表面肌电图

与针肌电图不同，表面肌电图将电极置于皮肤表面，通过多道肌电图记录仪记录大范围的肌肉的电活动，包括深部和浅部的肌肉电活动。其分析内容用得最多的是频谱分析中的平均频率、中位频率和频率变化的斜率。平均频率是在指定时限内的平均频率。中位频率是在指定时限内的中位频率，即自 0 频率至最高频率间，频率—功率曲线包含的面积占总功率一半时的频率。

表面肌电图检查的临床意义：

① 用于运动学研究。通过分析可以了解某种运动时各肌肉的启动和持续时间是否正常，各肌肉的运动是否协调；各肌肉的兴奋程度是否足够；治疗后肌肉是否有进步。

② 用于生物反馈。通过分析肌电活动的波幅增加和频谱的改善等，以增加运动的选择性和协调性，加速功能的恢复。

③ 用于肌肉疲劳分析。通过放电频率和频谱下降程度，评价运动训练的恰当剂量，及运动训练的效果。

二、平衡和协调评估

平衡是人体保持体位，完成各项日常生活活动，尤其是步行的基本保证。而协调是完成精细运动和技能动作的必要条件。临床上，评定患者的平衡和协调功能，是判断悬吊治疗适应症及效果的基本内容。

(一) 平衡能力评估

1. 平衡反应评价

平衡反应是人体维持特定的姿势和运动的基本条件，是人体为恢复被破坏的平衡作出的保护性反应。检查可以在不同的体位，如卧位、跪位、坐位或站立位进行。检查者破坏患者原有姿势的稳定性，然后观察其反应。检查既可以在一个静止、稳定的表面上进行，亦可以在一个活动的表面上（如 bobath 球或平衡板）进行。平衡板底面为弧形，治疗师控制平衡板倾斜的角度。正常人对于破坏平衡的典型反应为调整姿势，使头部向上直立和保持水平视线以恢复正位姿势，获得新的平衡。如果破坏过大，则会引起保护性跨步或上肢伸展反应。平衡反应检查包括如下内容：仰卧位和俯卧位的倾斜反应、膝手位反应、坐位平衡反应、跪位平衡反应、保护性伸展反应、迈步反应。

2. 静态平衡功能评价

静态平衡功能评价可以在站立位或坐位进行。检查方法包括双腿站立、单腿站立、足尖对足跟站立（双脚—前—后）、睁眼及闭眼站立。结果分析包括站立维持的时间以及身体重心自发摆动或偏移的程度。

另外，临床上还常用三级平衡检测法对患者静态平衡功能及其改善情况进行评级。一级平衡是指在静态下不借助外力，患者可以保持坐位或站立位平衡；二级平衡是指在支撑面不动（坐位或站立位）进行某些功能活动时保持平衡；三级平衡是指患者在外力作用下仍能保持坐位或站立平衡。

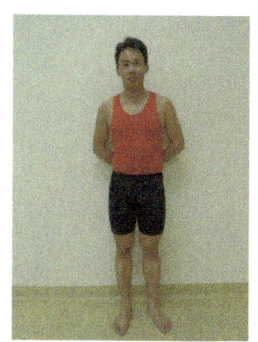
双腿站立

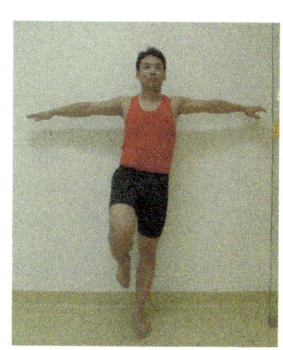
单腿站立

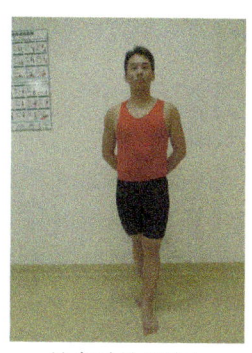
足尖对足跟站立

图 4-5　静态平衡功能评价

3. 动态平衡功能评价

动态平衡功能的评价包括体重或重心主动转移能力和稳定极限的测定。

前者的测定通常通过观察功能活动如站起、行走、转身、止步和起步等进行评价。也可以借助器材分别对自动平衡和他动平衡进行评估，如卧位，当跷跷板倾斜至一侧时的自动平衡反应；站立位，对侧跷跷板前上，受测者被拉向后倾时的他动平衡反应——倒向前，向侧面保护性迈步，做出平衡。

稳定极限测定可在站立位和坐位进行，要求被检查者有控制地将身体尽可能向各个方向（前、后、左、右）倾斜。当重心超出支持面范围时可诱发保护性上肢

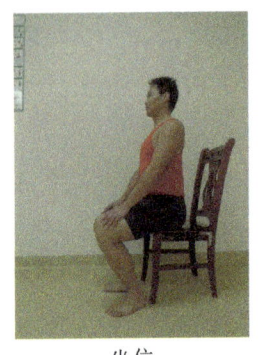 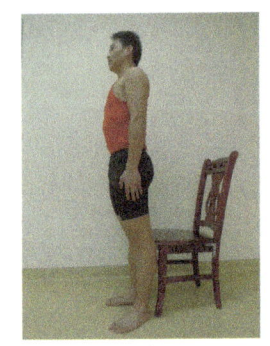

坐位　　　　　　　　坐起

图4-6　动态平衡功能评价

伸展反应。测量方法可以采用测量倾斜角度或测量支持面到身体最大倾斜度时重心位置的距离。分为自动平衡和他动平衡。

4. 平衡功能检测仪器

平衡功能检测仪器是通过检测人体重心变化并据此分析其平衡水平的一种测试设备，包括静态平衡测定仪和动态平衡测定仪，分别评定人体静态平衡能力和动态平衡能力。其中静态平衡测定仪由测力平台、计算机及分析软件组成，主要通过连续测定和记录身体作用于力台表面的垂直力位置来确定身体摆动的轨迹，使得身体自发摆动状况可以定量分析。动态平衡测定仪是在静态平衡功能评定系统基础上，增加了测力平台运动控制装置，测力平台可以水平移动、以踝关节为轴转动，并增加视觉干扰等，以定量分析受测者稳定极限范围等动态平衡的情况。

5. 量表评估

临床上通常采用综合性功能检查量表对患者动、静态平衡进行全面检查。本章主要介绍Berg平衡量表（Berg balance sacle）。Berg平衡量表正式发表于1989年，由加拿大的Berg等人设计。Berg平衡量表是一个标准化的评定方法，已广泛应用于临床。Berg评定方法将平衡功能从易到难分为14项，每项分为5级，即0，1，2，3，4。最高得4分，最低得0分，总积分最高为56分，最低分为0分。低于40分有跌倒的风险。检查工具包括秒表、尺子、椅子、小板凳和台阶。测试用椅子的高度要适当。

（二）协调能力评估

临床上，协调性能力评估通常从交互动作的协同性、准确性两方面进行评价。交互动作是检查主动肌和拮抗肌之间运动相互转换的能力。指鼻试验、指指试验、对指试验、旋转试验、拍膝试验及拍地试验、跟—膝—胫试验等用于评价交互动作的完成情况。协同性是检查这些共同作用的肌群是否协调配合。准确性是检查估计测量或判断距离的能力。指鼻试验、指指试验、对指试验以及跟—膝—胫试验也可用于评价协同性和准确性。瞄准或指向活动、投球及踢球均可以作为评价协同性和准确性的方法。更加精确的检查可以按规定画线或临摹等。

1. 指鼻试验

嘱患者先将手臂伸直、外旋、外展，以示指尖触自己的鼻尖，然后以不同的方向、速度、睁眼、闭眼重复进行，并两侧比较。小脑半球病变时可看到同侧指鼻不准，接近鼻尖时动作变慢，或出现动作性震颤（意向性震颤），且常见超过目标（辨距不良）。感觉性共济失调时，睁眼做指鼻试验无困难，闭眼时则发生障碍。

2. 指指试验

嘱患者伸直示指，曲肘，然后伸直前臂以示指触碰对面检查者的示指，先睁眼做，后闭眼做，正常人可准确完成。若总是偏向一侧，则提示该侧小脑或迷路有病损。

3. 跟—膝—胫试验

患者仰卧，上抬一侧下肢用足跟碰对侧膝盖，再沿胫骨前缘向下移动。小脑损害时抬腿触膝易出现辨距不良和意向性震颤，下移时常摇晃不稳。感觉性共济失调时，患者足跟于闭目时难寻到膝盖。

4. 轮替动作

交互动作障碍的评价方法。嘱患者以前臂向前伸平并快速反复地做旋前旋后动作。小脑共济失调患者的这些动作笨拙，节律慢而不匀，称轮替动作不能。

5. 闭目难立征（Romberg 征）

嘱患者双足并拢站立，两手向前平伸，闭目。如出现身体摇晃或倾斜则为阳性。仅闭目不稳提示双下肢有感觉障碍（感觉性共济失调），闭目、睁目皆不稳提示小脑蚓部病变（小脑共济失调）。蚓部病变易向后倾，一侧小脑半球病变或一侧前庭损害则向病侧倾倒。

6. 站立后仰试验

协同运动障碍的检查方法。患者取立位，嘱其身体向后仰。正常人膝关节弯曲，身体可以维持后仰位，小脑疾患时膝不能弯曲而向后方倾倒。

7. 观察日常生活动作

观察吃饭、穿衣、系纽扣、取物、书写、站立姿势以及步态等活动是否协调正确。有无动作性震颤、言语顿挫等。观察有无不自主运动，如舞蹈样运动、手足徐动、震颤（静止性、运动性）、抽搐、肌束颤动、肌阵挛等患者不能随意控制的骨骼肌的病态动作。患者的功能障碍表现如下：

① 自理活动。如吃饭、穿衣、系钮扣、取物等日常生活动作因上肢的动摇而难以完成。

② 书写。小脑疾病患者写字将纸穿破，歪歪斜斜，字行间距不等，开始时字小，越写越大。帕金森病患者相反，开始字大，越写越小。

③ 站立姿势。患者站立时，两足间的距离增大，双侧上肢为了维持平衡均呈外展位，症状加重时全身不规则地摇摆，跌倒的方向向后。小脑性运动失调在闭眼和睁眼时身体的摇摆无差别。脊髓痨患者闭眼时身体立即出现摇晃，而且是向前、后、左、右各个方向摇晃，范围较大，甚至摔倒。

④ 语言。说话唐突，吐字不清，音量大小不等，强弱不同，呈呐吃样言语，或爆发性，或断辍性，声音时断时续，称为失调性构音障碍。小脑蚓部病变时，这种情况更为明显。

⑤ 眼震。首先让患者平视前方，然后嘱其看一侧的固定目标，便产生眼震，小脑病变时多见。

⑥ 步态。常见异常步态有蹒跚步态、共济失调步态、慌张步态、剪刀步态等。蹒跚步态见于进行性肌营养不良症患者；共济失调步态见于小脑疾患、酒精中毒或

巴比妥中毒（小脑共济失调）及脊髓疾病的患者（感觉性共济失调）；轻度失调患者进行足跟对足尖的步行时，表现为不能维持平衡或迈步困难；慌张步态见于帕金森病患者；剪刀步态则见于脑瘫患儿。

三、本体感觉的评估

人体的平衡、协调及技巧性运动与本体感觉的正确反馈密切相关。在悬吊状态下，相对于其他支撑面，为了保持身体的平衡及协调，要求患者肌肉中更多的本体感受器参与运动，以提高神经对肌肉的控制能力。临床上，评定患者的本体感觉是悬吊治疗功能评估的基本内容之一。

（一）关节觉

关节觉是指对关节所处的角度和运动方向的感觉。其中包括关节对被动运动的运动觉和位置觉，一般将两者结合起来检查。

1. 位置觉

患者闭目，检查者将其肢体放置在某种位置上，让患者说出肢体所处的位置，或让另一侧肢体模仿出相同的角度。

2. 运动觉

患者闭目，检查者被动活动患者四肢，让患者说出肢体运动的方向。如检查者用示指或拇指轻持患者的手指或足趾两侧做被动伸或屈的动作（约 5 s 左右），让患者闭目回答"向上"或"向下"。如感觉不清楚可加大活动幅度或再试较大的关节。

患肢做 4～5 次位置的变化，记录准确回答的次数，将检查的次数作为分母，将准确地回答或模仿出关节位置的次数作为分子记录（如上肢关节觉 4/5）。

（二）震动觉

用每秒震动 128 次的音叉柄端置于患者肢体的骨隆起处。检查时常选择的骨隆起部位有胸骨、锁骨、肩峰、鹰嘴、尺桡骨茎突、棘突、髂前上嵴、股骨粗隆、腓骨小头及内外踝等。询问患者有无震动的感觉，并注意感受的时间，两侧对比。正常人有共鸣性震动感。

四、姿势的评估

正常人的脊柱有四个生理性弯曲，即稍向前的颈曲、稍向后的胸曲、较明显向前的腰曲和较大幅度向后的骶曲。人体弯曲不仅可减轻震荡，保护脑和胸腹脏器，还与人体重心的维持有关。悬吊状态下，有助于迅速恢复神经系统对深层稳定肌群的控制，并逐渐提高深层稳定肌群的力量，从而增加脊柱稳定性，维持正常人体生理弯曲。临床上，对患者姿势进行评估是悬吊治疗功能评估的基本内容之一。

姿势评定的方法可从不同的方向观察人体，首先从侧面看与人体重心线有关部位的情况，如膝是否过伸或屈曲，骨盆是否有前、后倾斜或旋转，脊柱的胸、腰弯曲是否过大，头的位置是否屈曲或倾斜，胸的位置是否有压低或升高，腹壁是否有凸出等。从后面看，重心线有无向右侧偏斜，足部跟腱和跟骨情况有无异常，髋部有无股内收或外展，骨盆有无倾斜，脊柱有无侧偏等。从前面看，足部足趾位置和纵弓有无异常，膝部髌骨的位置，骨盆有无倾斜，肋骨有无旋转，头部有无倾斜或旋转等。

（一）侧面异常姿势

（1）头前倾姿势　可见下颈段和上胸段的屈曲增加，上颈段的伸展增加，常伴有圆肩，外耳道位于重心线之前，颈椎前凸并头向前增加，颈椎体位于重心线之前。在肌肉方面可见颈部伸肌紧张，颈部屈肌拉长。产生这种情况与长期颈前屈的职业姿势有关。

（2）肩向前　肩峰位于重心线之前，肩胛骨外展并常有上提。在肌肉方面可见胸大肌、胸小肌、前锯肌和肋间肌紧张，胸背伸肌、中和下斜方肌和菱形肌薄弱。

（3）脊柱后凸（驼背）　它是胸椎体后凸增加的表现，重心线位于椎体之前，在肌肉方面可见肋间肌、胸肌、背阔肌、前锯肌、提肩胛肌、上斜方肌紧张。发生这种情况可能与长期前倾疲劳、过度强调屈肌锻炼、椎间盘前部受压等因素有关。

（4）胸部畸形　常见的有胸部凹陷（前胸和胸骨凹陷）、桶状胸（胸廓的前后径增加）、胸部凸出（胸骨凸向前下方）。

（5）腰椎前凸　它是腰椎过伸、前凸加大的表现。在肌肉方面可见腹肌薄弱和被拉长，腰部伸肌和屈髋肌紧张。产生这种情况通常与腰骶角增大、骨盆前倾和髋屈曲、椎体后部受压等因素有关，此外，还与妊娠、肥胖症、不良习惯有关。

(6) 凹-凸姿势　腰椎前凸伴有胸椎凹陷和头向前增加。

(7) 凹背　它是腰椎变平伴骨盆前移的表现。在肌肉方面可见胸部伸肌、髋屈肌被拉长，上腹肌、髋伸肌和下腰伸肌紧张。产生这种情况常与胸椎凹陷、腰椎前凸、过度伸髋、过度伸膝、椎体后部受压、站立时常不对称（单腿站立，后换成另一条腿站立）等因素有关。

(8) 平背　它是所有腰椎变平（前凸减少）伴骨盆后倾的表现，在肌肉方面可见腘绳肌紧张，屈髋肌薄弱。

(9) 骨盆前倾　它是髂前上棘位于耻骨联合之前的表现。此时髂前上棘位于重心线之前，并与耻骨平行。

(10) 骨盆后倾　它是耻骨联合位于髂前上棘之前的表现，此时髂前上棘位于重心线之后，并与耻骨平行。

(11) 膝反曲　它是膝关节过伸的表现，此时踝关节常呈跖屈位，膝关节位于重心线之后。在肌肉方面可见股四头肌、腓肠肌、比目鱼肌紧张，腘肌和腘绳肌被牵拉，可有股四头肌的瘫痪。

(12) 膝屈曲　它是踝关节呈背屈位的表现，与髋屈曲有关，或由其引起。此时膝关节中心位于重心线之前。在肌肉方面可见腘肌和腘绳肌紧张，股四头肌被拉长。、

（二）后面异常姿势

(1) 头部倾斜　与同侧椎体受压有关。在肌肉方面可见一侧颈部侧屈肌紧张，对侧颈部侧屈肌被牵拉。

(2) 头部旋转　头旋转时，头在冠状面上旋转，位于重心线的右侧或左侧，在肌肉方面可见一侧胸锁乳突肌、上斜方肌和内旋肌紧张以及对侧旋转肌被拉长。产生这种情况与斜颈、椎体受压和旋转有关。

(3) 肩下垂　在肩下垂情况下，两肩在冠状面上不在同一水平。在肌肉方面可见侧方竖脊肌短缩、髋关节可以抬高和内收、菱形肌和背阔肌紧张。

(4) 肩内旋、外旋　肩内旋与肩关节屈曲、外旋受限有关，常见于截瘫病人长期使用腋杖，肩外旋少见。

(5) 翼状肩胛骨、肩胛骨内收、外展　翼状肩时，肩胛骨内缘和内上角凸起，并偏向断横面。它是由于前锯肌部分成全部瘫痪，使得肩胛骨内侧微抬起所致。肩胛骨内收与"军人习惯姿势"有关；肩胛骨外展，与肩关节向前和前锯肌紧张

有关。

(6) 胸腰段侧弯　脊柱侧弯时，脊椎的棘突向外偏移重心线，引起肩和骨盆的偏斜在脊柱侧弯中也常见。功能性弯曲（前弯消失）是与长期不对称姿势、优势手、下肢不等长有关，在肌肉方面可见凹侧组织紧张、凸侧组织薄弱、被牵拉。特发性侧弯（原因不明的）与凹侧椎体受压、肋骨及椎体的结构变化、下肢不等长，骨盆倾斜、肩水平不同、内脏器官功能障碍（如呼吸困难）等因素有关，在肌肉方面可见凹侧椎旁肌紧张、髋外展肌较紧张，甚至伴有轻度的骨盆倾斜、对侧肌肉、肌腱拉长。

(7) 骨盆向侧方倾斜　骨盆侧方倾斜时，骨盆在冠状面常偏向右侧。骨盆右侧偏移，伴有相对左髋内收和右髋外展。在肌肉方面可见腰方肌紧张，髋外展及对侧髋内收肌紧张。对侧髋外展肌力减弱。

(8) 骨盆旋转　重心线落在臀裂的一侧，在肌肉方面可见内旋肌和屈髋肌软弱，肌肉活动难以分开。发生这种情况常与特发性腰旋转、偏瘫有关。

(9) 膝内翻　可以是单侧的或双侧的。膝内翻时，膝关节中心位于大腿和小腿中线的外侧。在肌肉方面可见髋内旋肌紧张，膝关节过伸（股四头肌和足外翻肌紧张），髋外侧旋转肌、腘肌和胫后肌拉长。

(10) 膝外翻　可以是单侧或双侧，膝外翻时，膝关节中心位于大腿和小腿中线的内侧。在肌肉方面可见髂胫束和膝关节外侧结构紧张，膝关节内侧组织被拉长。

(11) 扁平足（平足）　可见内侧纵弓变低，距骨向前、内和下方移位，跟骨向下和旋前，舟骨粗隆凹陷，腓骨长短肌和伸趾肌短缩，胫后肌和趾长屈肌拉长（见图3-4）。平足又分僵硬的平足和可屈性平足两类，僵硬的平足是结构畸形，内侧纵弓在非负重体位、足趾站立和正常负重情况下均不存在；可屈性平足是内侧纵弓在负重时缺如，而在足趾站立或非负重情况下出现。它与牵拉足底跟舟韧带，第2~4跖骨头负重增加，并可能有跖骨头胼胝形成，行走时足蹬地动作差（由于缺乏能力而呈僵硬状态）等因素有关。

(12) 空凹足（高弓）　可见内侧纵弓异常高，跟骨后旋，胫前、后肌短缩，腓骨长短肌和外侧韧带拉长。空凹足和平足一样也可以是僵硬的或可屈性的。

(三) 前面异常姿势

(1) 头曲　下颚骨不对称。

（2）锁骨及其关节不对称　常由外伤造成。

（3）髋内、外旋　髋内旋时可见髌骨朝向内，髋外旋时可见髌骨朝向外。

（4）胫骨外旋　可见髌骨朝向前，但足趾向外，髂胫束紧张，常与股骨后倾、后交叉韧带撕裂和骨排列不齐（既往有骨折）等因素有关。

（5）胫骨内旋　可见髌骨朝向前，但足趾向内，内侧腘绳肌和股薄肌紧张。常与股骨前倾、前交叉韧带撕裂、胫骨结构畸形（骨折或发育问题）、足外翻和膝外翻等因素有关。

（6）踇外翻　可见第一足趾的跖趾关节向外侧偏斜，这与第一跖骨头内侧骨过度生长及关节脱位，痛性踇趾滑液囊肿等因素有关。

（7）爪形趾　可见跖趾关节过伸和近侧趾间关节屈曲，趾长伸肌紧张、短缩，常与空凹足有关。

（8）锤状趾　可见跖趾关节和远侧趾间关节过伸，趾伸肌短缩，蚓状肌被拉长，这与跖骨头下胼胝（过度负重所致）和足趾上面胼胝（鞋的压力有关）等因素有关。

参 考 文 献

[1] 南登崑, 黄晓琳. 实用康复医学[M]. 北京：人民卫生出版社, 2009.
[2] 于兑生, 恽晓平. 运动疗法与作业疗法[M]. 北京：华夏出版社, 2006.
[3] 康妮. 动态平衡功能评定与康复训练系统[D]. 南京：东南大学, 2010.

第五章

神经系统疾病悬吊治疗技术临床应用

一、脑卒中悬吊治疗技术临床应用

（一）脑的解剖

脑主要包括大脑半球、内囊、基底神经节、间脑、脑干和小脑六个部分。

1. 大脑

大脑主要分为左、右两侧大脑半球，并通过胼胝体连接而成。其表面为灰质，称为大脑皮质；深部为白质，称大脑髓质；基底神经节位于髓质内的灰质核团。大脑的两个半球的每一半球分别有运动区、视觉区、听觉区、体觉区、联合区等神经中枢。从功能上划分，一侧大脑半球支配对侧肢体，如左半球支配右侧躯体，右半球支配左侧肢体。而从每一半球的纵面划分，原则上为上下倒置、左右分叉的微妙构造，如上层支配下肢、中层支配躯干、下层支配头部。

大脑皮质是大脑半球最表面的灰质，主要由神经元的细胞体组成，对全身有精细的调节作用，是意识、思维、感觉和运动的最高中枢，其表面有许多脑回和裂沟。每侧大脑半球借中央大脑外侧裂和其延长线、顶枕沟和枕前切迹的连线将皮质分为额叶、颞叶、顶叶和枕叶四个分叶，各叶之间分担着不同的任务，形成大脑皮质的分区专司功能。此外，大脑还包括位于大脑外侧裂深部的岛叶和位于半球杏仁核、丘脑前核、下丘脑等构成的边缘系统。（见图5-1和图5-2）

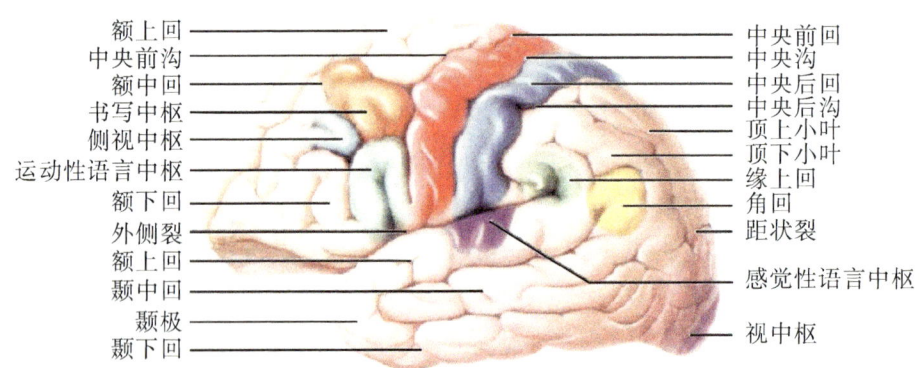

图5-1　左侧大脑半球外侧面

引自吴江．神经病学（第2版）[M]．北京：人民卫生出版社，2005．

第五章 神经系统疾病悬吊治疗技术临床应用

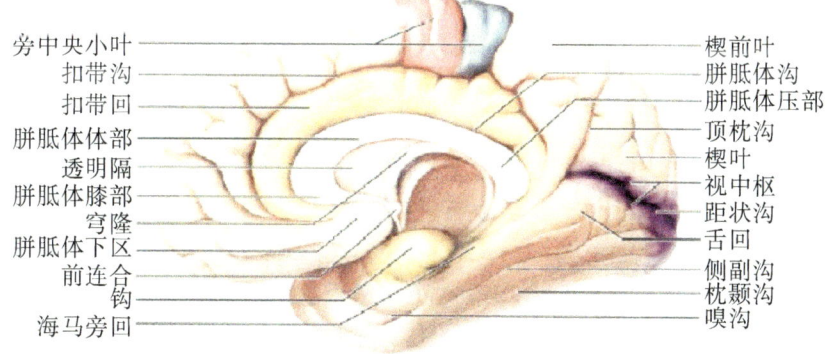

图5-2 右侧大脑半球内侧面
引自吴江．神经病学（第2版）[M]．北京：人民卫生出版社，2005．

两侧大脑半球的功能不完全对称，按功能分优势半球和非优势半球。优势半球为在语言、逻辑思维、分析综合及计算功能等方面占优势的半球，多位于左侧，只有一小部分右利手和约半数左利手者可能在右侧。非优势半球多为右侧大脑半球，主要在音乐、美术、综合能力、空间、几何图形和人物面容的识别及视觉记忆功能等方面占优势。不同部位的损害产生不同的临床症状。

(1) 额叶 位于中央沟前面和外侧沟上方，前端为额极，外侧面以中央沟与顶叶分界。底面以外侧裂与颞叶分界，内侧面以扣带沟与扣带回分界。在中央沟和中央前沟之间为中央前回。其前方有额上沟及额下沟，额上回、额中回和额下回被两沟相间开。额叶的内侧面、中央前回和中央后回的延续部分为旁中央小叶。

额叶的主要功能与精神、语言和随意运动有关。其主要功能区包括：

① 皮质运动区：位于中央前回，起着支配对侧半身的随意运动的作用。身体各部位代表区在此的排列由上向下呈"倒人状"，头部在下，最接近外侧裂；足最高，位于额叶内侧面。

② 运动前区：位于皮质运动区前方，与联合运动、姿势调节和共济运动有关。此外，此区也是肌张力的抑制区。此区受损瘫痪不明显，可出现共济失调和步态不稳等锥体外系症状。

③ 皮质侧视中枢：位于额中回后部，司双眼同向侧视运动。

④ 书写中枢：位于优势半球的额中回后部，与支配手部的皮质运动区相邻。

⑤ 运动性语言中枢（Broca区）：位于优势半球外侧裂上方和额下回后部交界

59

的二角区，管理语言运动。

⑥额叶前部：有广泛的联络纤维，与记忆、判断、抽象思维、情感和冲动行为有关。

(2) **顶叶** 位于中央沟之后、顶枕沟与外侧裂延线的上方。在中央沟和中央后沟之间为中央后回，是大脑皮质的感觉区。顶间沟横行地将顶叶剩余部分分为顶上小叶和顶下小叶，而顶下小叶又包括缘上回和角回。

顶叶主要有以下功能分区：

①皮质感觉区：中央后回为浅感觉和深感觉的皮质中枢，接受对侧肢体的浅深感觉信息，各部位代表区的排列也呈"倒人状"，头部在下而足在顶端。顶上小叶为触觉和实体觉的皮质中枢。

②运用中枢：位于优势半球的缘上回，与复杂动作和劳动技巧有关。

③视觉性语言中枢：又称阅读中枢，位于角回，靠近视觉中枢，为理解看到的文字和符号的皮质中枢。

(3) **颞叶** 位于外侧裂的下方，顶枕裂的前方。由颞上、中、下三条沟分为颞上回、中回及下回。颞横回位于外侧裂内。颞叶的侧面和底面、颞下沟和侧副裂间为梭状回。而侧副裂与海马裂之间为海马回。围绕海马裂前段的钩状部分为海马沟回。

颞叶的主要功能区包括：

①感觉性语言中枢（Wernicke区）：位于优势半球颞上回后部。

②听觉中枢：位于颞上回中部及颞横回。

③嗅觉中枢：位于钩回和海马回前部，接受双侧嗅觉纤维的传入。

④颞叶前部：与记忆、联想和比较等高级神经活动有关。

⑤颞叶内侧面：此区域属边缘系统，海马是其中的重要结构，与记忆、精神、行为和内脏功能有关。

(4) **枕叶** 位于顶枕裂和枕前切迹连线的后方。在内侧面、距状裂和顶枕裂之间为楔叶，与侧副裂后部之间为舌回。枕叶主要与视觉有关。围绕距状裂的皮质为视中枢，亦称纹状区，接受外侧膝状体传来的视网膜视觉冲动。距状裂上方的视皮质接受上部视网膜传来的冲动，下方的视皮质接受下部视网膜传来的冲动。

(5) **岛叶** 岛叶又称脑岛，呈三角形岛状，位于外侧裂深面，被额、顶、颞叶所覆盖。岛叶的功能与内脏感觉和运动有关。刺激岛叶可以引起内脏运动改变，如唾液分泌增加、恶心、呃逆、胃肠蠕动增加和饱胀感等。

（6）边缘叶　边缘叶由半球内侧面位于胼胝体周围和侧脑室下角底壁的一圆弧形结构构成，包括扣带回、海马回、海马旁回和钩回。边缘叶与杏仁核、丘脑前核、丘脑下部、中脑被盖、岛叶前部、额叶眶面等结构共同组成边缘系统。边缘系统与网状结构和大脑皮质有广泛联系，参与高级神经、精神（情绪和记忆等）和内脏的活动。

2. 内囊

内囊是宽厚的白质层，位于尾状核、豆状核及丘脑之间，其外侧为豆状核，内侧为丘脑，前内侧为尾状核，由纵行的纤维束组成，向上呈放射状投射至皮质各部。在水平切面上，内囊形成尖端向内的钝角型，分为前肢、后肢和膝部。（见图5-3）

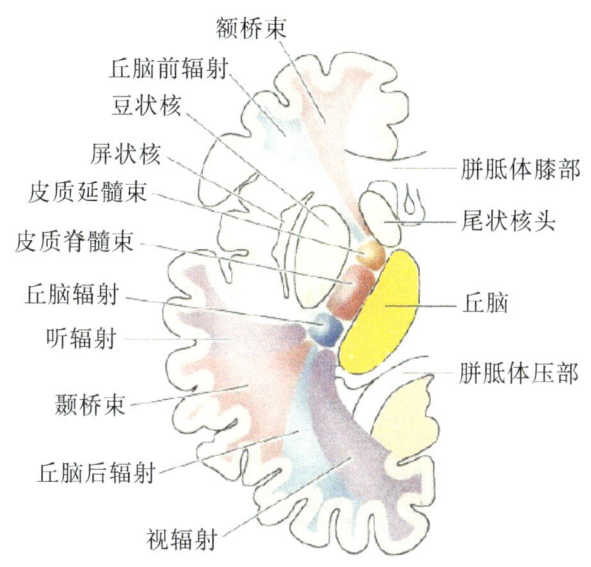

图5-3　内囊模式图
引自吴江．神经病学（第2版）[M]．北京：人民卫生出版社，2005．

内囊前肢位于尾状核与豆状核之间，上行纤维是丘脑内侧核至额叶皮质的纤维（丘脑前辐射），下行纤维是额叶脑桥束（额桥束）；内囊膝部位于前、后肢相连处，皮质延髓束于此通过；内囊后肢位于丘脑与豆状核之间，依前后顺序分别为皮质脊髓束（支配上肢者靠前，支配下肢者靠后）、丘脑至中央后回的丘脑皮质束（丘脑中央辐射），其后为听辐射、颞桥束、丘脑后辐射和视辐射等。

3. 基底神经节

位于大脑半球髓质内的灰色核团，由于其位置靠近脑底，故而命名为基底神经节。主要包括纹状体、杏仁核和屏状核。其中纹状体是由豆状核和尾状核组成，豆状核又分为壳核和苍白球，是椎体外系的重要组成部分（见图5-4）。壳核主要与运动功能有关，而尾状核多涉及情感和认知。

基底神经节与大脑皮质及小脑协同调节随意运动、肌张力和姿势反射，也参与复杂行为的调节。

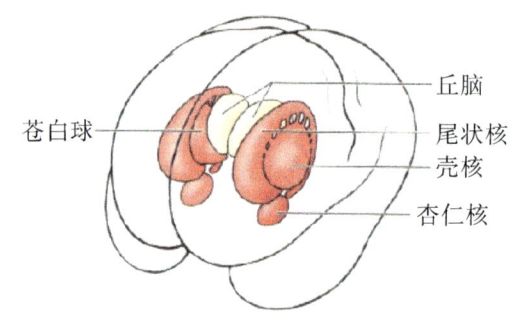

图5-4 基底节模式图

引自吴江．神经病学（第2版）[M]．北京：人民卫生出版社，2005．

4. 间脑

间脑位于两侧大脑半球和中脑之间，主要包括丘脑、下丘脑、上丘脑以及底丘脑等。两侧间脑之间的矢状窄隙为第三脑室。第三脑室经其两侧的室间孔与侧脑室相通，向下通过脑导水管使第三脑室与第四脑室相通。（见图5-5）

（1）**丘脑** 丘脑位于第三脑室的两侧，是间脑中最大的卵圆形灰质核团，左、右丘脑借中丘脑间粘合相连，对称分布于第三脑室两侧。丘脑被薄层Y形白质纤维（内髓板）分隔成前核群、内侧核群和外侧核群三大核群。（见图5-6）

丘脑是各种感觉（嗅觉除外）传导的皮质下中枢和中继站，其对运动系统、感觉系统、边缘系统、上行网状系统和大脑皮质的活动发生着重要影响。

第五章 神经系统疾病悬吊治疗技术临床应用

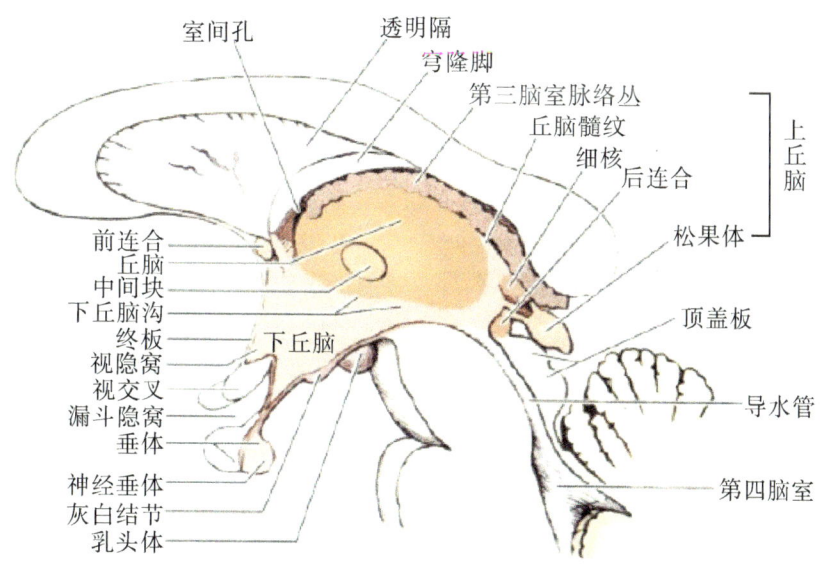

图5-5 间脑模式图
引自吴江. 神经病学（第2版）[M]. 北京：人民卫生出版社，2005.

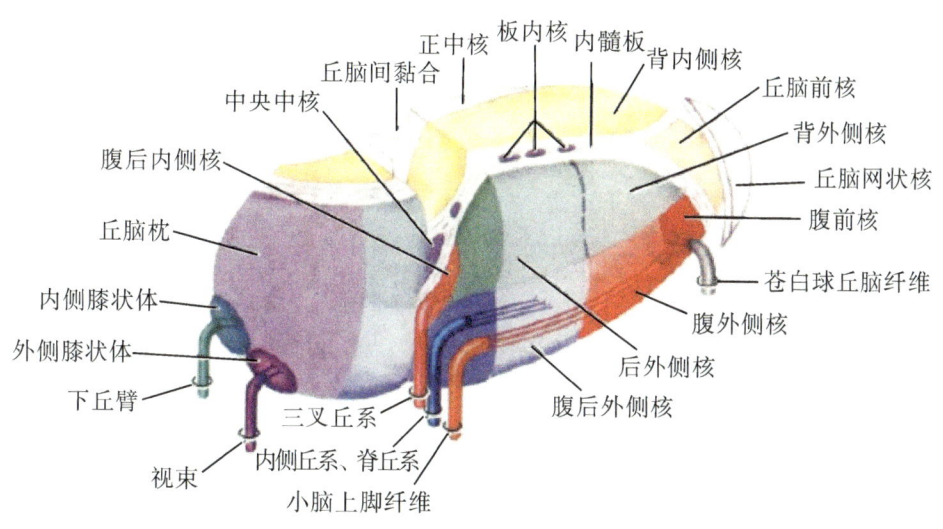

图5-6 丘脑模式图
引自吴江. 神经病学（第2版）[M]. 北京：人民卫生出版社，2005.

(2) 下丘脑　下丘脑又称丘脑下部。位于丘脑下沟的下方，由第三脑室周围的灰质组成，体积很小，约占全脑重量的 0.3% 左右，但其纤维联系却广泛而复杂，与脑干、基底节、丘脑、边缘系统及大脑皮质之间有密切联系。下丘脑的核团分为 4 个区（见图 5-7）：

① 视前区：视前核所在，位于第三脑室两旁，终板后方，与身体的体温调节有关。

② 视上区：内有两个核，视上核在视交叉之上，发出视上垂体束至神经垂体，与水的代谢有关；室旁核在第三脑室两旁前连合的后方，与糖代谢有关。

③ 结节区：内有下丘脑内侧核群的腹内侧核和背内侧核及漏斗核，腹内侧核是位于乳头体之前视上核之后的卵圆形灰质块，与性功能有关；背内侧核居于腹内侧核之上、第三脑室两旁及室旁核腹侧，与脂肪代谢有关。

④ 乳头体区：含有下丘脑后核和乳头体核，下丘脑后核位于第三脑室两旁，与产热保温有关。

下丘脑是调节内脏活动和内分泌活动的皮质下中枢，下丘脑的某些细胞既是神经元又是内分泌细胞。下丘脑对体温、摄食、水盐平衡和内分泌活动进行调节，同时也参与情绪活动。

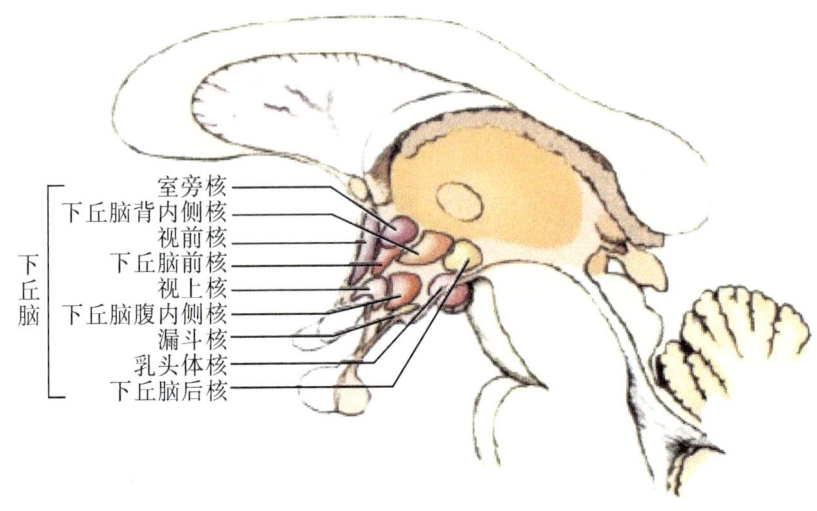

图 5-7　下丘脑模式图

引自吴江．神经病学（第 2 版）[M]．北京：人民卫生出版社，2005．

(3) 上丘脑　上丘脑位于丘脑内侧，第三脑室顶部周围。主要结构有：
① 松果体：位于两上丘之间，长约 1 cm，呈锥体形，其基底附着于缰连合。
② 缰连合：位于两上丘中间，松果体前方，由横行的纤维束组成。
③ 后连合：位于松果体下方，亦由横行的纤维束组成。

(4) 底丘脑　底丘脑外邻内囊，位于下丘脑下部前内侧，是位于中脑被盖和背侧丘脑的过渡区域，红核和黑质的上端也伸入此区。主要结构是丘脑底核，属于锥体外系的一部分，接受苍白球和额叶运动前区的纤维，发出的纤维到苍白球、黑质、红核和中脑被盖。参与锥体外系的功能。

5. 脑干

脑干上与间脑下与脊髓相连，包括中脑、脑桥和延髓。内部结构主要为上下行传导束和网状结构。

(1) 脑桥　脑桥位于中脑和延髓之间。其白质神经纤维通到小脑皮质，可以将神经冲动从小脑一侧半球传到另一侧半球，从而发挥协调身体两侧肌肉活动的功能。

(2) 延髓　延髓在脑干最下端，与脊髓相连，与人体的基本生命活动（如与呼吸、心脏搏动、吞咽等）有关，被称为生命中枢。

(3) 中脑　中脑位于间脑、桥脑和小脑之间。背侧称为四叠体，腹侧称为大脑脚，前者为视、听运动的反射中枢。后者与身体的运动和姿势的维持有关。

(4) 网状结构　网状结构居于脑干的中央，由许多错综复杂的神经元集合组成，对维持大脑皮质的兴奋、使人处于清醒的状态，并调节内分泌功能有重要意义。

(5) 脑干的传导束　在脑干白质中有传导束通过，其中包括深浅感觉传导，锥体束锥体外通路及内侧纵束等。

(6) 脑干神经核　脑干神经核自界沟由内向外的排列为：一般躯体运动核、特殊内脏运动核（向腹侧迁移）、一般内脏运动核、一般内脏感觉核、特殊内脏感觉核、一般躯体感觉核（向腹外侧迁移）、特殊躯体感觉核。

① 一般躯体运动核：动眼神经核、滑车神经核、展神经核和舌下神经核。
② 特殊内脏运动核：三叉神经运动核、面神经核、疑核及副神经核。
③ 一般内脏运动核：动眼神经副核、上泌涎核、下泌涎核及迷走神经背核。
④ 一般内脏感觉核：孤束核、脑干运动核。

⑤ 特殊内脏感觉核：孤束核背侧小部分。

⑥ 一般躯体感觉核：三叉神经脊束核、三叉神经感觉核，以及三叉神经中脑核。

⑦ 特殊躯体感觉核：蜗神经核和前庭神经核。

⑧ 其他重要神经核团：薄束核、楔束核、楔束副核、上丘核、下丘核、顶前区、蓝斑、网状结构的核群、红核、黑质和下橄榄核。

6. 小脑

小脑位于颅后窝，小脑幕下方，脑桥及延髓的背侧。上方借小脑幕与枕叶隔开，下方为小脑延髓池，腹侧为脑桥和延髓，其间为第四脑室。小脑以小脑下脚（绳状体）、中脚（脑桥臂）、上脚（结合臂）分别与延髓、脑桥及中脑相连。

小脑的中央为小脑蚓部，两侧为小脑半球。根据小脑表面的沟和裂，小脑分为三个主叶，即绒球小结叶、前叶和后叶。小脑表面覆以灰质（小脑皮质），由分子层、浦肯野细胞层和颗粒层三层组成。皮质下为白质（小脑髓质）。在两侧小脑半球白质内各有四个小脑核，由内向外依次为顶核、球状核、栓状核和齿状核。顶核在发生学上最为古老，齿状核是四个核团中最大的一个。

小脑主要维持躯体平衡，控制姿势和步态，调节肌张力和协调随意运动的准确性。小脑的传出纤维在传导过程中有两次交叉，对躯体活动发挥同侧协调作用，并有躯体各部位的代表区，如小脑半球为四肢的代表区，其上半部分代表上肢，下半部分代表下肢，蚓部则是躯干代表区。

(二) 脑卒中的临床表现

脑卒中是指由于急性脑循环障碍所致的局限或全面性脑功能缺损综合征或称急性脑血管病事件。

脑卒中临床上主要分为缺血性脑卒中和出血性脑卒中。缺血性脑卒中又叫脑梗死，从临床分类上主要见于脑血栓形成、脑栓塞、腔隙性脑梗死等。脑出血根据出血部位的不同，主要见于基底节区脑出血、脑叶出血、脑干出血、小脑出血、脑室出血等。各种疾病根据病因及发病机制的不同，临床表现亦有所区别。

1. 脑梗死

(1) 脑血栓形成　脑血栓形成是脑梗死最常见的类型，约占全部脑梗死的

60%。由于各种原因引起的血管壁病变，导致脑动脉主干或分支动脉管腔狭窄、闭塞或血栓形成，引起脑局部血流减少或供血中断，脑组织因缺血、缺氧性坏死而出现局灶性神经系统症状和体征。

一般情况，动脉粥样硬化性脑梗死多见于中老年，而中青年以动脉炎性脑梗死为多见。发病常在安静或睡眠中，可有 TIA 的前驱症状，如肢体麻木、无力等。局灶性体征多在发病后 10 余小时或 1～2 日达到高峰，梗死灶的大小和部位决定了临床表现。患者一般意识清楚，病情严重患者可因发生基底动脉血栓或大面积脑梗死而出现意识障碍，甚至危及生命。

不同脑血管闭塞的临床特点如下：

① 颈内动脉闭塞：由于侧支循环状况的不同，其严重程度差异较大。颈内动脉闭塞常发生在颈内动脉分叉后，30%～40% 的病例可无症状。症状性闭塞可出现单眼一过性黑矇，如视网膜动脉缺血则可出现永久性失明或颈上交感神经节后纤维受损而出现 Horner 征。远端大脑中动脉血液供应不良，可以出现对侧偏瘫、偏身感觉障碍和（或）同向性偏盲等，优势半球受累可伴失语症，非优势半球受累可出现体象障碍。查体可闻及颈动脉搏动减弱或血管杂音。

② 大脑中动脉闭塞。

主干闭塞：相对少见，仅占大脑中动脉闭塞的 2%～5%。临床表现为病灶对侧偏瘫（包括中枢性面舌瘫和肢体瘫痪）、偏身感觉障碍和偏盲（三偏症状），伴头、眼向病灶侧凝视。可见完全性失语症（优势半球受累），或体象障碍（非优势半球受累），亦可以出现意识障碍。

皮质支闭塞：上部分支闭塞引起病灶对侧面部、上下肢瘫痪和感觉障碍，但下肢瘫痪较上肢轻，而且足部不受累，头、眼向病灶侧凝视程度轻，优势半球受累可伴 Broca 失语和非优势半球受累出现的体象障碍，通常不伴意识障碍；下部分支闭塞较少单独出现，无偏瘫症状，临床主要表现为对侧同向性上四分之一视野缺损，优势半球受累伴 Wernicke 失语，非优势半球受累见急性意识模糊状态。

深穿支闭塞：以纹状体内囊梗死最常见，表现为对侧中枢性均等性轻偏瘫、对侧偏身感觉障碍，可伴对侧同向性偏盲。如果为优势半球病变，可出现皮质下失语，常为底节性失语，表现为自发性言语受限、音量小、语调低、持续时间短暂。

③ 大脑前动脉闭塞。

分出前交通动脉前主干闭塞：可无明显的临床症状（对侧动脉的侧支循环代偿），但当双侧动脉起源于同一个大脑前动脉主干时，因造成双侧大脑半球的前、内侧梗死，而出现截瘫、二便失禁、意志缺失、运动性失语综合征和额叶人格改变等。

分出前交通动脉后大脑前动脉远端闭塞：病灶对侧的足和下肢的感觉运动障碍，而上肢和肩部的轻瘫痪，面部和手部一般不受累。感觉障碍主要是辨别觉丧失，而有时不出现。可以因旁中央小叶受损而出现尿失禁、淡漠、反应迟钝、欣快和缄默等（额极与胼胝体受损），而额叶受损时对侧出现强握及吸吮反射和痉挛性强直。

皮质支闭塞：病灶对侧中枢性下肢瘫，胼周和胼缘动脉闭塞时可伴感觉障碍；眶动脉及额极动脉闭塞见对侧肢体短暂性共济失调、强握反射及精神症状。

深穿支闭塞：导致对侧中枢性面舌瘫、上肢近端轻瘫。

④ 大脑后动脉闭塞。

主干闭塞症状取决于侧支循环的建立。

单侧皮质支闭塞：引起病灶对侧同向性偏盲，一般常见上部视野受累，因黄斑区的视皮质代表区为大脑中、后动脉双重供应，所以黄斑区视力不受累。优势半球受累可出现失读（伴或不伴失写）、命名性失语、失认等。

双侧皮质支闭塞：出现完全型皮质盲，当累及颞叶时可伴有不成形的视幻觉、记忆受损、不能识别熟悉面孔（面容失认症）等。

大脑后动脉起始段的脚间支闭塞：可引起中脑中央和下丘脑综合征，症见垂直性凝视麻痹、昏睡甚至昏迷；旁正中动脉综合征，即 Weber 综合征（病变位于中脑基底部，动眼神经和皮质脊髓束受累），症见同侧动眼神经麻痹和对侧偏瘫，以及 Claude 综合征（病变位于中脑被盖部，动眼神经和结合臂），症见同侧动眼神经麻痹和对侧共济失调、震颤；Benedikt 综合征（病变位于中脑被盖部，动眼神经、红核和结合臂），症见同侧动眼神经麻痹和对侧不自主运动和震颤。

大脑后动脉深穿支闭塞：红核丘脑综合征（丘脑穿通动脉闭塞），表现为病灶侧舞蹈样不自主运动、意向性震颤、小脑性共济失调和对侧偏身感觉障碍；丘脑膝状体动脉闭塞导致丘脑的感觉中继核团梗死，出现丘脑综合征，表现为对侧深感觉障碍、自发性疼痛、感觉过度、轻偏瘫、共济失调、手部痉挛和舞蹈、手足徐动症等。

⑤ 椎—基底动脉闭塞：血栓性闭塞多发生于基底动脉中部，而栓塞性通常发生在基底动脉尖。基底动脉或双侧椎动脉闭塞是危及生命的严重脑血管事件，引起脑干梗死，出现眩晕、呕吐、四肢瘫痪、共济失调、肺水肿、消化道出血、昏迷和

高热等。脑桥病变出现针尖样瞳孔。

闭锁综合征:基底动脉的脑桥支闭塞致双侧脑桥基底部梗死,表现为双侧面瘫、球麻痹、四肢瘫、不能讲话、意识清楚。

脑桥腹外侧综合征:基底动脉短旋支闭塞,表现为同侧面神经、展神经麻痹和对侧偏瘫。

脑桥腹内侧综合征:基底动脉的旁中央支闭塞,表现为同侧周围性面瘫、对侧偏瘫和双眼向病变同侧同向运动不能。

基底动脉尖综合征:基底动脉尖端分出小脑上动脉和大脑后动脉,闭塞后导致眼球运动障碍及瞳孔异常、觉醒和行为障碍,可伴有记忆力丧失、对侧偏盲或皮质盲。中老年卒中,突发意识障碍并较快恢复,出现瞳孔改变、动眼神经麻痹、垂直凝视麻痹,无明显运动和感觉障碍,应想到该综合征的可能,如有皮质盲或偏盲、严重记忆障碍更支持。CT 及 MRI 显示双侧丘脑、枕叶、颞叶和中脑多发病灶可确诊。

延髓背外侧综合征:由小脑后下动脉或椎动脉供应延髓外侧的分支动脉闭塞所致。表现为眩晕、恶心、呕吐和眼球震颤;声音嘶哑、吞咽困难及饮水呛咳;病灶侧小脑性共济共调;交叉性感觉障碍,病灶同侧 Honer 征。

特殊类型的脑梗死常见以下几种类型:大面积脑梗死、分水岭脑梗死、出血性脑梗死和多发性脑梗死。

(2) 脑栓塞 脑栓塞是指各种栓子随血流进入颅内动脉使血管腔急性闭塞,引起相应供血区脑组织缺血坏死及功能障碍,约占脑梗死的 15%~20%。

① 一般特点:脑栓塞可发生于任何年龄,以青壮年多见。多在活动中急骤发病,无前驱症状,局灶性神经体征在数秒至数分钟达到高峰,多表现为完全性卒中。大多数患者伴有风湿性心脏病、冠心病和严重心律失常等,或存在心脏手术、长骨骨折、血管内介入治疗等栓子来源病史。有些患者同时并发肺栓塞(气急、发绀、胸痛、咯血和胸膜摩擦音等)、肾栓塞(腰痛、血尿等)、肠系膜栓塞(腹痛,便血等)和皮肤栓塞(出血点或瘀斑)等疾病表现。栓塞血管的大小和梗死的面积决定意识障碍的有无。

② 血管栓塞的临床表现:不同部位血管栓塞会造成相应的血管闭塞综合征。与脑血栓形成相比,脑栓塞易导致多发性梗死,并容易复发和出血。病情波动较大,病初严重,但因为血管的再通,部分病例临床症状可迅速缓解;有时因栓塞再发,稳定或一度好转的局灶性体征可再次加重;有时因并发出血,临床症状可急剧

恶化。本病如因感染性栓子栓塞所致，并发颅内感染者，多病情危重。

③ 心源性脑栓塞的典型临床特点：发病年龄年轻化。多伴有心脏病病史或可明确的心源性栓子。急性起病，通常数秒或数分钟内出现偏瘫、偏身感觉障碍等相应的局灶性体征。发病常伴有癫痫发作或意识改变，但一般持续的时间较短。

（3）腔隙性脑梗死　腔隙性梗死是指大脑半球或脑干深部的小穿通动脉，在长期高血压基础上，血管壁发生病变，最终管腔闭塞，导致缺血性微梗死，缺血、坏死和液化的脑组织由吞噬细胞移走形成空腔，故称腔隙性脑梗死，约占全部脑梗死的20%～30%。主要累及脑的深部白质、基底节、丘脑和脑桥等部位，形成腔隙状梗死灶。部分患者由于病灶位于脑的相对静区，而无明显的神经缺损症状，一般需通过放射学检查或尸解时才能得以证实，故称为静息性梗死或无症状性梗死。

腔隙性脑梗死的主要临床特点：多见于有高血压病病史的中老年患者。急性或缓慢起病，无头痛、意识障碍等全脑症状，可表现为腔隙综合症之一。症状多可完全恢复，预后较好。反复发作可表现为腔隙状态。腔隙状态的假性球麻痹还可出现特征性的小碎步态、全身运动不能、面部表情呆滞及双侧椎体束征。可伴有尿失禁、或从轻微到严重的血管性痴呆等精神障碍。

2. 脑出血

脑出血多发生在未经系统治疗、血压控制不佳的高血压患者，常在体力活动或情绪激动时突然起病。发病时多有血压的明显升高。临床表现轻重差异较大，主要取决于出血部位和出血量。同时也受机体反应及全身情况等多种因素的影响。

（1）基底节区脑出血

① 壳核出血。壳核出血的临床表现除具有脑出血的一般症状外。病灶对侧常出现偏瘫、偏身感觉障碍与偏盲等"三偏综合征"。临床上由于出血所累及的范围不同，"三偏"可不完全，常见的是偏瘫及偏身感觉障碍。

② 丘脑出血。丘脑出血主要见于患有高血压动脉硬化的50岁以上中老年患者，根据疾病发展的缓急，临床主要有两种：一种发展较快，起病半小时内即出现偏瘫；另一种发展较慢，临床出现头痛、头晕、呕吐、麻木等前驱症状，随着病情的发展出现偏瘫，最终多发展为昏迷。临床上常有丘脑症候群，即病灶对侧躯干及肢体深浅感觉障碍较重，且多有主观感觉异常或自发痛，少数患者还可能出现丘脑手或多动，只有当病灶波及内囊才出现偏瘫，一般为轻偏瘫，而以感觉障碍较重为主。如病灶位于优势半球可伴有严重的言语障碍。另也可见情感淡漠、视听幻觉

等精神症状，胃肠道出血、心律失常和呼吸障碍等自主神经功能紊乱及睡眠障碍等。

③尾状核出血。尾状核出血的临床表现复杂多样，其程度亦轻重不一，缺乏特殊症状和体征，其特点如下：起病急骤，以头痛、恶心、呕吐为首发症状，脑膜刺激征阳性。部分患者可伴有不同程度的意识障碍，而其肢体瘫痪一般并不严重。

（2）脑叶出血 脑叶出血的临床表现复杂多样，严重程度不一，主要取决于病灶的部位及大小。其发病较急，多以头痛、呕吐为首发症状。

①额叶出血以剧烈头痛、呕吐、抽搐、轻偏瘫、尿失禁及部分精神症状为表现。

②顶叶出血主要表现为轻偏瘫、偏身感觉障碍、失用。

③颞叶出血以偏瘫、偏身感觉障碍、感觉性和健忘性失语为主要表现。

④枕叶出血以一过性黑矇或皮质盲为主要表现。

（3）脑干出血 脑干出血因病灶的部位及大小范围，亦可见各种临床综合征。

①脑桥出血：约占脑出血的10%，多由基底动脉脑桥支破裂所致，出血灶多位于脑桥基底部与被盖部之间。大量出血（血肿大于5 mL）累及双侧被盖部和基底部，常破入第四脑室，患者迅即出现昏迷、双侧针尖样瞳孔、呕吐咖啡样胃内容物、中枢性高热、中枢性呼吸障碍、眼球浮动、四肢瘫痪和去大脑强直发作等。小量出血可无意识障碍，表现为交叉性瘫痪和共济失调性偏瘫，两眼向病灶侧凝视麻痹或核间性眼肌麻痹。

②中脑出血：少见，常有头痛、呕吐和意识障碍，轻症表现为一侧或双侧动眼神经不全麻痹、眼球不同轴、同侧肢体共济失调，也可表现为Weber或Bencdikt综合征；重症表现为深昏迷，四肢弛缓性瘫痪，可迅速死亡。

③延髓出血：更为少见，临床表现为突然意识障碍，影响生命体征。如呼吸、心律、血压改变，继而死亡。轻症患者可表现不典型的Wallenberg综合征。

（4）小脑出血 小脑出血通常起病急骤，突发后枕部头痛、恶心呕吐、眩晕，严重者可伴有意识障碍或昏迷。神清患者可有小脑受损的症状和体征：言语障碍、站立不稳、行走时倾向患侧、步态蹒跚、眼球震颤、肌张力下降、轮替动作不能、指鼻和跟膝胫试验不能完成。

（5）脑室出血 脑室出血绝大部分为急性发病，多有明显诱因，主要见于情绪激动，亦可见于用力活动、洗澡、饮酒及分娩等。通常以头痛、头晕、恶心呕吐为首发症状，亦可见于意识障碍、偏瘫、失语、发热、大小便障碍、抽搐等。

(三) 脑卒中后异常运动模式及并发症

1. 脑卒中后异常运动模式

(1) **软瘫运动模式** 患者肢体失去运动控制能力，随意运动消失；肌张力低下；腱反射减弱或消失。因此，患者不能维持抗重力体位，部分出现肩关节半脱位；此外，在卧位时，出现骨盆后倾，髋关节屈曲、外展、外旋，膝关节过伸，踝关节跖屈、内翻。

(2) **痉挛运动模式** 患者腱反射亢进，肌张力增高，以致头部屈曲向偏瘫侧侧偏，面部转向健侧；偏瘫侧上肢屈曲痉挛，可见肩胛骨后缩，肩带下垂，肩内收、内旋，肘屈曲，前臂旋前，腕屈并伴一定的尺侧偏，手指屈曲内收；偏瘫侧躯干后旋伴侧屈；偏瘫侧下肢伸直痉挛，见骨盆旋后并上提，伸髋并内收、内旋，伸膝，足跖屈、内收，足趾屈曲、内收。

(3) **共同运动模式** 卒中患者偏瘫痉挛期的运动模式是刻板的、定型的、强度相同的，没有选择性运动；一部分是随意的，一部分是不随意的，只能按照固定的运动模式进行运动，这种运动模式称为肢体的协同或共同运动，也称为联带运动。共同运动模式分屈肌共同运动和伸肌共同运动。患侧上肢是屈肌占优势，屈肌共同运动出现得早且明显，表现为腕、手指屈曲，前臂旋后，肘关节屈曲，肩胛骨后缩、上提，肩关节后伸、外展、外旋；患侧上肢伸肌共同运动则是伸腕，屈指，前臂旋前，肘关节伸展，肩胛骨前伸，肩关节内收、内旋。患侧下肢是伸肌占优势，伸肌共同运动表现为患侧足趾跖屈，踝跖屈、内翻，伸膝，髋关节内收、内旋；患侧下肢屈曲共同运动则是足趾背屈，踝跖屈、内翻，膝关节屈曲成90°，髋关节屈曲、外展、外旋。

2. 脑卒中并发症

脑卒中患者由于疾病造成的功能障碍，在治疗中的废用、误用及护理不当等原因，可引起多种继发障碍，如肩关节半脱位、压疮、下肢深静脉血栓、骨质疏松等并发症，给患者造成不必要的痛苦，延缓了康复过程，影响康复效果。

悬吊治疗技术，主要治疗以下并发症：

(1) **肩关节半脱位** 肩关节半脱位是指肩关节中的肱骨头部分向下脱离了肩胛骨的关节盂。脑卒中后肩关节半脱位的发生率为17%～81%，多数在起病3个月内发生。脑卒中早期，肩关节周围肌肉冈上肌、冈下肌、小圆肌、肩胛下肌张力下降，关节囊松弛，本体感觉损害，肩关节失去正常的锁定机制；同时，患者在坐位或站位时存在患侧上肢重力影响，对肩关节囊、喙肱韧带和周围软组织过度牵拉，使肱骨头从肩关节盂中半脱位而出。

(2) 足内翻、足下垂　卒中后，胫骨后肌痉挛引起的踝关节畸形，称为足内翻；踝关节不能背伸的症状，称为足下垂。临床上，卒中后足内翻往往伴随着足下垂。脑卒中后上运动神经元损害，其所支配的肌群出现异常运动模式。其中，小腿后部肌群表现为痉挛性瘫痪。严重或长期持续痉挛，可使该肌群张力大于前侧拮抗肌的牵拉，导致足下垂、足内翻。另外，制动与废用也是产生足下垂的可能因素。制动会引起肌肉、肌腱和结缔组织被动和主动特性的改变，造成肌肉僵硬、张力增高，增大了关节活动的阻力。如果小腿三头肌持续痉挛得不到牵伸而致跟腱挛缩，将使得可逆性足下垂转变为不可逆性足下垂。同时，长期制动也导致小腿前肌群（胫前肌）及外侧肌群（腓骨长短肌）激活不足，出现废用性肌萎缩，导致足背伸不利，产生足背伸肌和跖屈肌间肌力间不平衡，使患肢出现足下垂。

（四）悬吊治疗技术的具体应用

1. 软瘫运动模式患者悬吊治疗的临床应用

（1）良肢位摆放及上肢治疗

【悬吊方式】

体位：侧卧位，头部下置一枕头，患肢在上，健肢肘关节屈曲，放于枕边。

连接点：在同一个 power sling 上使用握具及实心绳连接患侧上肢腋窝及手掌处以保证肱骨头居中，宽悬带及实心绳交叉连接于骨盆处，在同一个 power sling 上使用窄悬带及实心绳分别连接患侧膝关节及踝关节，保证屈髋、屈膝。

悬吊点：踝关节悬吊点位于膝关节连接点正上方，余悬吊点分别位于连接点正上方。

运动点：肩关节。

用绳：宽悬带（1条）、窄悬带（2条）、握具（2个）、实心绳（6条）。

【动作要领】（见图 5-8）

● 治疗师一手固定患者患侧盂肱关节处，另一只手使患侧手背屈，五指展开，使肩、肘、腕伸直，以牵拉挛缩肌肉。注意不能触碰掌心，避免发生阳性支撑反应。

● 治疗师一手固定上肢远端，另一只手固定肩关节，帮助患者患侧肩关节行前屈、后伸，肩胛骨上提、回缩、前伸等被动训练或辅助主动训练。

【治疗要领】

卒中早期，患者还处于软瘫模式，悬吊下，通过良肢位摆放，并进行上肢治疗，可以诱导上肢形成正确的运动模式，纠正异常运动模式；同时该体位下，应尽早诱发患者患侧上肢肌肉的活动并训练其伸向物体的控制能力，对提高上肢的运动能力有积极作用。治疗过程中，确保肩关节前屈90°，可使用充气夹板，保持肘关节伸直；另避免盂肱关节过度分离、牵拉，预防肩关节半脱位。此外，注意变换悬吊点，找到无痛的起始位置开始训练。

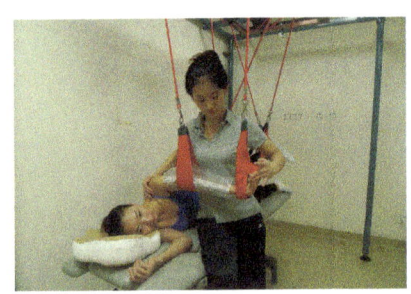

图5-8 良肢位摆放及上肢治疗

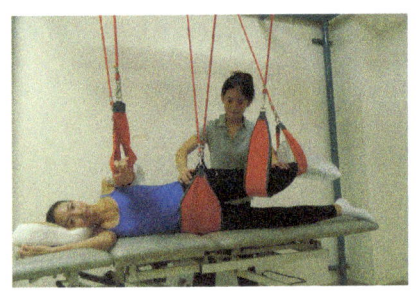

图5-9 良肢位摆放及下肢治疗

(2) 良肢位摆放及下肢治疗

【悬吊方式】

运动点为髋关节和膝关节，余同"良肢位摆放及上肢治疗"。

【动作要领】

治疗师一手固定患侧髋关节，保持中立位，另一只手固定于患侧腘窝小腿交界处，向头端推动下肢，实现髋关节和膝关节被动屈曲、伸展。(见图5-9)

【治疗要领】

卒中早期，患者还处于软瘫模式，悬吊下，通过良肢位摆放，并进行下肢治疗，可以诱导下肢形成正确的运动模式，纠正异常运动模式。治疗过程中，使用充气夹板固定下肢，防止踝关节内翻、跖屈畸形，并增加本体感觉的输入。此外，注意变换悬吊点，找到无痛的起始位置开始训练。

（3）良肢位下模拟步态治疗

【悬吊方式】

运动点为患侧髋关节和膝关节，余同"良肢位摆放及上肢治疗"。

【动作要领】（见图5-10）

● 借助弹力带，一端置于患侧膝关节处，另一端由健侧手拉动，或治疗师拉住。

● 患者健侧手屈肘向头端举起，或在治疗师辅助下，通过弹力带带动患侧下肢行屈髋、屈膝、伸髋、伸膝，如此反复。

【治疗要领】

卒中早期，患者还处于软瘫模式，治疗时患侧上、下肢使用带充气夹板，以免上肢或下肢发生痉挛。

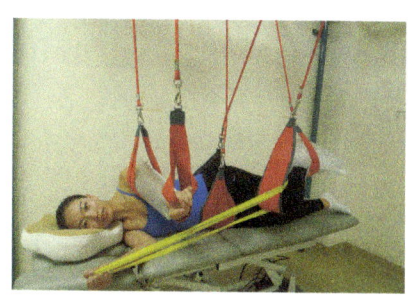

图5-10 良肢位下模拟步态治疗

（4）良肢位运动想象治疗

【悬吊方式】

体位：仰卧位，头部下置一枕头，健手自然放于体侧。

连接点：宽悬带及弹力绳连接患侧上肢，固定点位于肩关节正前方，以保证肩关节维持前屈90°，同时使用充气夹板，保持肘关节伸直；在同一个power sling上使用窄悬带及实心绳分别连接患侧膝关节及踝关节。

悬吊点：位于膝关节连接点正上方。

运动点：肩关节、肘关节、髋关节。

用绳：宽悬带（1条）、窄悬带（2条）、实心绳（2条）、弹力绳（1条）。

【动作要领】（见图5-11）

● 在治疗师辅助下，患者患侧上肢肩关节行水平内收、外展、前屈、后伸运

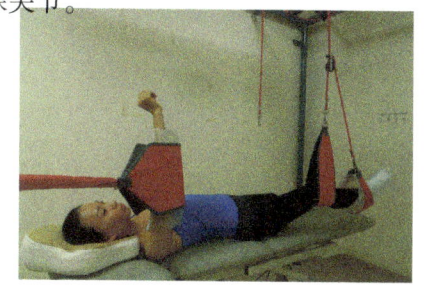

图5-11 良肢位下加强运动意念想象训练

动,注意控制前臂旋前,避免肩胛骨的连带活动。同时嘱患者眼睛注视运动的肢体,并通过意念反复想象用患肢完成相关运动的过程。

● 在治疗师辅助下,患者患侧下肢髋关节做内收、外展运动。同时嘱患者眼睛注视运动的肢体,并通过意念反复想象用患肢完成相关运动的过程。

【治疗要领】

卒中早期,患者还处于软瘫模式,在悬吊创造的减重状态下,患肢运动更为容易,同时还可以减少患侧皮肤压力,预防压疮。另外,在治疗时,教导并强调患者运用运动想象治疗,即使没有明显的随意运动出现也应如此。如此,可以促进大脑特定区域形成正确的运动记忆,改善运动技巧形成过程中的协调模式,给予肌肉额外的技能练习机会,有助于学会或完成运动,从而达到提高运动效果的目的。

(5)肩关节稳定性治疗

【悬吊方式】

体位:仰卧位,头部下置一枕头,健手自然放于体侧。

连接点:宽悬带及弹力带连接患侧肘关节;在同一个 power sling 上使用窄悬带及弹力绳连接患侧膝关节及踝关节。

悬吊点:患侧上肢悬吊点位于肘关节正上方,患侧膝关节、踝关节悬吊点位于膝关节连接点正上方。

运动点:肩关节、髋关节、膝关节。

用绳:宽悬带(1条)、窄悬带(2条)、实心绳(2条)、弹力带(1条)。

【动作要领】(见图5-12)

● 患侧肩关节抬起,前臂中立位,以充气夹板固定肘关节,并通过宽悬带托住肘关节,保护手臂。另让患者处于放松体位,悬吊下,双下肢微屈。

● 嘱患者试图主动收缩患侧肩关节稳定肌,以增加关节稳定性。同时,在治疗师辅助下小范围内行内收、外展、前屈、后伸、内旋、外旋。进而加大难度,嘱其在无充气夹板时,采取同样动作。

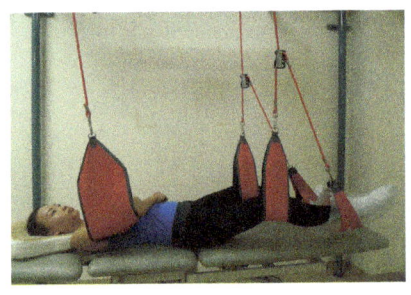

图5-12 关节稳定性治疗

【治疗要领】

卒中早期，对患者进行肩关节稳定肌治疗，可以预防肩关节半脱位，保持关节稳定性，对日后执行正确的功能、动作具有重要的意义。

2. 痉挛运动模式患者悬吊治疗的临床应用

（1）抗痉挛体位上肢的手法治疗

【悬吊方式】

体位：患者侧卧位，头部下置一枕头，患肢在上，健肢肘关节屈曲，放于枕边。

连接点：窄悬带及实心绳连接患侧上肢腋窝及手掌处，以保证肱骨头居中，宽悬带及实心绳交叉连接骨盆处；在同一个 power sling 上使用窄悬带及实心绳分别连接患侧膝关节及踝关节，保证屈髋、屈膝。

悬吊点：踝关节悬吊点位于膝关节连接点正上方，余悬吊点分别位于连接点正上方。

运动点：肩关节。

用绳：宽悬带（1条）、窄悬带（4条）、实心绳（6条）、握具（2个）、中分带（1条）。

【动作要领】（见图 5-13）

● 治疗师一手固定患者患侧盂肱关节处，另一只手使患侧手背屈，被动牵拉开五指，使肩、肘、腕伸直，以牵拉挛缩肌肉。注意不能触碰掌心，避免发生阳性支撑反应。

● 治疗师辅助患者患侧上肢向头端摆动，挤压肩关节，进而在无痛的原则下，缓慢地行前臂旋前、旋后并给予牵拉，期间，结合充气夹板，并逐渐加压患侧手掌，促使肘关节伸直和腕背伸，抑制其屈曲痉挛。需注意，患侧肩关节前屈角度不宜超过 90°。另外，在治疗过程中，患者可以做肩胛上提、回缩、前伸动作，以配合治疗师手法刺激。

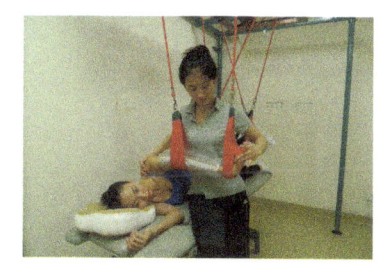

图 5-13　抗痉挛体位上肢的手法治疗

【治疗要领】

患者步入痉挛期后，出现患侧肩关节活动范围受限、屈肘、屈腕、手指屈曲、前臂旋前等异常模式，影响上肢功能性运动。悬吊下，通过牵拉相应关节，抑制肌肉的痉挛及短缩，可以促进正常运动模式的发展。

(2) 抗痉挛体位下肢的手法治疗

① 手法治疗。

【悬吊方式】

体位：仰卧位，双手自然放于体侧。

连接点：窄悬带及弹力绳分别连接于膝关节和踝关节处。

悬吊点：分别位于连接点正上方。

运动点：髋关节、膝关节、踝关节。

用绳：窄悬带（2 条）、弹力绳（2 条）、握具（1 条）。

【动作要领】（见图 5-14）

● 先嘱患者在小范围内行髋关节水平内收、外展，放松患肢。

● 治疗师一手固定股骨，另一手固定踝关节处，使患侧髋关节微屈、内旋，屈膝，踝内翻、背屈后，依据痉挛情况选择合适髋关节外展的高度进行被动牵拉等手法治疗。

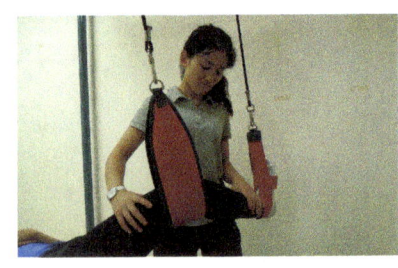

图 5-14 抗痉挛体位下肢的手法治疗

【治疗要领】

卒中后，偏瘫侧下肢通常出现伸肌痉挛。针对以上情况，在悬吊下，治疗师辅助患者患侧髋关节微屈、内旋，屈膝，背屈、外翻踝关节，以被动牵拉下肢，抑制下肢的伸肌痉挛模式。

② 辅助治疗。

【悬吊方式】

运动点为膝关节，余同"抗痉挛体位上肢的手法治疗"。

【动作要领】

治疗师一手固定患侧髋关节，以保持中立位，另一只手置于患侧腘窝小腿交界处，辅助患者向头端推动下肢，使膝关节被动屈曲、伸展。（见图 5-15）

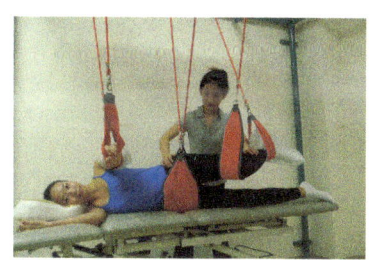

图 5-15 抗痉挛体位下肢的辅助治疗图

【治疗要领】

痉挛期,患者患侧膝关节处于伸直位,踝跖屈,不能以足跟着地负重,或伴随阵挛,影响下肢站立和步行能力。针对以上情况,在悬吊下,做抗痉挛屈曲运动,并结合充气夹板固定踝关节,保持踝关节背屈,以辅助膝关节的运动控制训练,从而促进下肢的分离运动。

(3) 放松治疗和骨盆控制训练

【悬吊方式】

体位:仰卧位,双手自然放于体侧。

连接点:宽悬带及弹力绳连接骨盆处,在同一个 power sling 上使用窄悬带、握具及实心绳连接双侧膝关节及踝关节。

悬吊点:骨盆、膝关节悬吊点位于连接点正上方,踝关节悬吊点位于膝关节正上方。

运动点:骨盆。

用绳:宽悬带(1条)、窄悬带(2条)、弹力绳(2条)、实心绳(4条)。

【动作要领】(见图5-16)

● 将患者骨盆悬离治疗床约10cm后,嘱其先自行小范围左右摆动骨盆及下肢,放松紧张的肌肉。

● 嘱患者做骨盆前倾、后倾运动。

● 进而嘱患者稳定躯干和下肢,保持骨盆前倾位数秒后放松。

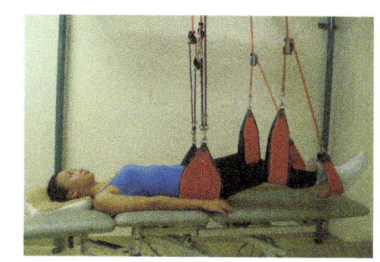

图 5-16 放松治疗和骨盆控制训练

【治疗要领】

痉挛期患者通常存在腰腹部力量不足。针对以上情况，在悬吊下，治疗师在考虑抗痉挛模式及适宜体位的同时，需要做躯干及骨盆的运动控制训练，以增强腰背肌力量。

3. 躯干共同运动模式患者悬吊治疗的临床应用

（1）下肢双桥运动的训练

【悬吊方式】

体位：仰卧位，双手自然放于体侧。

连接点：宽悬带及弹力绳连接骨盆处，窄悬带及实心绳连接双侧膝关节；增加难度时，用窄悬带及实心绳连接于踝关节。

悬吊点：骨盆、膝关节悬吊点位于连接点正上方，踝关节悬吊点位于膝关节正上方。

运动点：骨盆。

用绳：宽悬带（1条）、窄悬带（2条）、实心绳（4条）、弹力绳（2条）。

【动作要领】（见图5-17至图5-19）

- 嘱患者行双桥运动，即屈髋、屈膝，然后伸髋、提臀，并保持数秒，如此反复。
- 进而，依据患者动作质量逐渐降低治疗床，悬吊双侧踝关节后，重复上述双桥运动，并保持数秒。

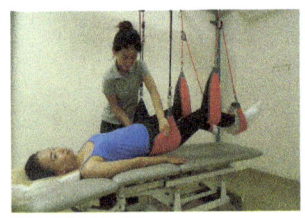 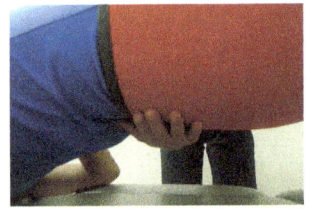 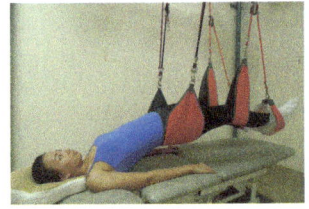

图5-17 辅助双桥训练　　图5-18 治疗师手放置位置　　图5-19 主动双桥训练

【治疗要领】

下肢双桥运动训练的基础动作是辅助患者伸髋、提臀，并保持骨盆水平。随后，治疗师一手放在患膝上，用其前臂下压膝关节，用另一只手轻拍患者臀部，刺激其伸髋，以抑制伸膝痉挛。如患者高质量完成以上动作，渐进式给予难度的增加，直至双脚给予不稳定平面，亦可行双桥运动。也可以通过减小两脚之间的距离来增大难度。

（2）下肢单桥运动的训练

【悬吊方式】

体位：仰卧位，双手自然放于体侧。

连接点：宽悬带及弹力绳连接骨盆除；增加难度时，用窄悬带及实心绳连接于健侧踝关节。

悬吊点：分别位于连接点正上方。

运动点：骨盆。

用绳：宽悬带（1条）、窄悬带（1条）、弹力绳（2条）、实心绳（1条）。

【动作要领】（见图5-20至图5-22）

● 嘱患者做单桥运动，并保持数秒，如此反复。

● 由治疗师辅助患者控制骨盆，保持骨盆水平位，避免两侧高低不平。随着患者控制能力的提高，治疗师减少帮助，让患者主动控制该活动，保持膝伸直，避免向一侧倾斜。

● 进而，依据患者动作质量逐渐降低治疗床，悬吊健侧踝关节，重复上述单桥运动，并保持数秒。

【治疗要领】

该项训练的目的主要是提高患者行走中患侧下肢摆动期的伸髋能力及膝关节控制能力。因此，治疗时要求患者以接近正常步行的节律重复该运动。

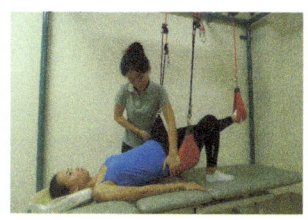 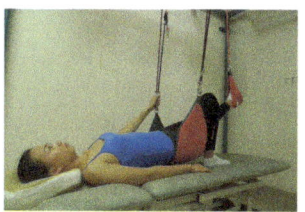 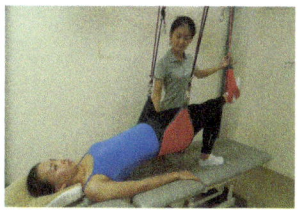

图5-20 辅助单桥训练　　图5-21 辅助骨盆控制　　图5-22 单桥运动训练

(3) 选择性腹肌活动训练

【悬吊方式】

体位：仰卧位，双手自然放于体侧。
连接点：宽悬带及实心绳连接双膝关节。
悬吊点：位于连接点正上方。
运动点：下腰部。
用绳：宽悬带（1条）、实心绳（2条）。

【动作要领】（见图5-23）

● 嘱患者自行缓慢摆动双下肢。
● 进而，嘱患者将双下肢摆动至患侧末端并维持数秒，再摆动至健侧末端，如此反复。

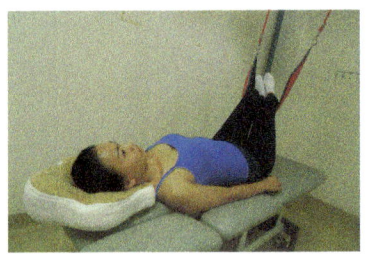

图5-23 选择性腹肌活动的再训练

【治疗要领】

卒中后，腹肌随意运动和反射活动会减弱或丧失，早期介入腹肌选择性活动可以提高患者躯干的控制，是提高活动效率和避免代偿姿势的关键。治疗时，嘱患者自行小范围摆动下肢，促使双侧腹内外斜肌收缩，同时双膝屈曲，可以抑制下肢的伸肌痉挛和过度活动。另外，通过双下肢有节律地向两侧摇摆运动，还可诱发患侧髋部的外展和内收。需注意，一旦患者出现运动失去节律或难以维持姿势时，应立即给予帮助及矫正。

(4) 俯跪位下躯干的运动控制训练

【悬吊方式】

体位：俯跪位，双手支撑治疗床。

连接点：宽悬带及弹力绳连接腹部，窄悬带及弹力绳连接肩胸部。

悬吊点：肩胸部的悬吊点位于连接点正上方，腹部的悬吊点位于后上方。

运动点：躯干。

用绳：宽悬带（1条）、窄悬带（1条），弹力绳（4条）。

【动作要领】（见图5-24至图5-26）

● 在治疗师辅助下，完成俯跪位。嘱患者双上肢保持伸展位负重，如果患者伸肘有困难，难以支撑着地，应予以帮助。

● 当患者能自行并较高质量完成俯跪位后，嘱其向前向后移动躯体，或进行弓背运动。

● 进而，再次增加难度，双手下置于一bobath球，并在悬吊的帮助下自行交替做俯跪位和跪立位的运动。

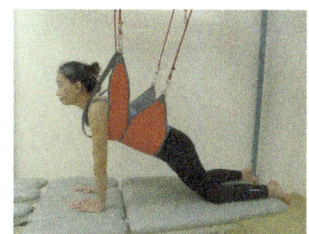
图5-24 俯跪位下躯干的运动控制训练（1）

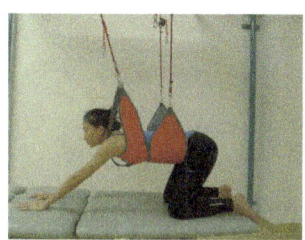
图5-25 俯跪位下躯干的运动控制训练（2）

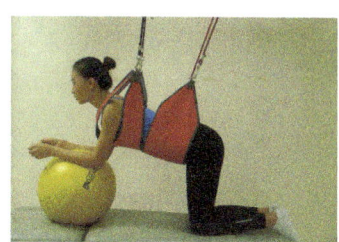
图5-26 俯跪位下躯干的运动控制训练（3）

【治疗要领】

在治疗师的帮助下达到正确的基础体位。肩和髋屈曲90°，体重均匀地分布在双手和双膝上，嘱患者向前向后移动躯体，或进行弓背运动，以提高躯干运动控制的能力。图5-26为此训练的高难度动作。

(5) 两点跪位下躯干的运动控制训练

【悬吊方式】

体位：跪立位。

连接点：宽悬带及弹力绳连接于前臂和腹部。

悬吊点：前臂的悬吊点位于肘关节正上方，腹部的悬吊点位于踝关节正上方。

运动点：肩关节、膝关节、躯干。

用绳：宽悬带（2条）、弹力绳（4条）。

【动作要领】（见图5-27）

● 嘱患者双肩前屈，将躯干重心缓慢前移，至保持姿势不变的终端，维持数秒，并返回，如果患者难以完成，治疗师应予以帮助。

● 根据完成动作的质量，调整弹力绳长度，以决定给予患者支撑力的大小。

【治疗要领】

可以通过悬吊减重帮助患者更好得完成跪位训练。跪位训练可以缓解下肢伸肌痉挛，同时避免由于踝关节内翻等下肢力线异常，而导致的重心偏移。

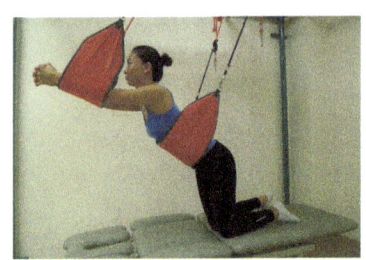 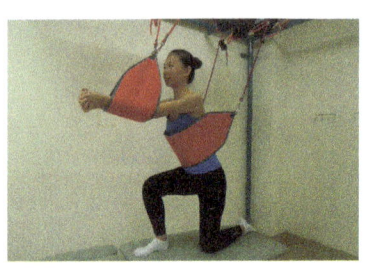

图5-27 两点跪位下躯干的运动控制训练　　图5-28 单腿跪位下躯干的运动控制训练

(6) 单腿跪位下躯干的运动控制训练

【悬吊方式】

体位：半跪位。

连接点：宽悬带及弹力绳连接于前臂和腹部。

悬吊点：前臂的悬吊点位于肘关节正上方，腹部的悬吊点位于踝关节正上方。

运动点：肩关节、膝关节、髋关节、躯干。

用绳：宽悬带（2条）、弹力绳（4条）。

【动作要领】（见图5-28）

● 嘱患者肩前屈，将躯干重心缓慢前移，至保持姿势不变的终端，维持数秒，并返回，训练过程，保持单腿跪位，如果患者难以完成，治疗师应予以帮助；

● 根据完成动作的质量，调整弹力绳长度，以决定给予患者支撑力的大小。

【治疗要领】

患者练习单腿跪位，重心转移训练，可以通过抬离健侧下肢来增加难度。需要注意的是，抬健足向前，应保持偏瘫侧伸髋，避免患侧膝关节外旋及内收，与足长轴在一条直线上，同时足平放在垫上。

（7）坐位及站起训练

【悬吊方式】

体位：坐位。
连接点：宽悬带及弹力绳连接于前臂和骨盆。
悬吊点：均位于连接点的正上方。
运动点：肩关节、髋关节、膝关节、踝关节、躯干。
用绳：宽悬带（2条）、弹力绳（4条）。

【动作要领】（见图5-29）

● 治疗师双手控制患者双侧膝关节，嘱患者身体将重心平均分配于两腿之间后，令患者肩关节前屈，头和躯干前倾，使重心向前超过双脚。

● 根据完成动作的质量，调整弹力绳长度，以决定给予患者支撑力的大小。

● 当患者能自行并较高质量完成坐位平衡后，在治疗师帮助下，进一步前移躯干，致伸髋、伸膝缓慢站起。

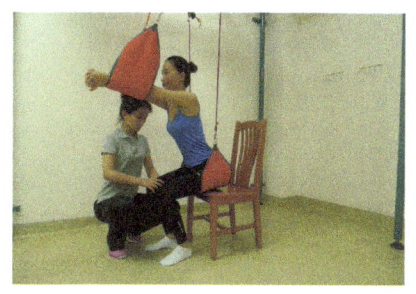

图5-29 促进坐位站起训练

【治疗要领】

在训练过程中，患者逐渐学会使用患腿负重，伸髋、伸膝，减少患者双手支撑力，并将其放于患者身体两侧，以增加训练难度。

4. 肩关节半脱位患者悬吊治疗的临床应用

（1）维持肩关节关节活动度的训练

【悬吊方式】

体位：坐位。

连接点：宽悬带及弹力绳连接于患侧肘关节处。
悬吊点：位于患侧肩关节正上方。
运动点：肩关节。
用绳：窄悬带（1条）、弹力绳（1条）。

【动作要领】（见图5-30）

● 患者坐位，头和躯干前倾、后倾，带动肩关节前屈并后伸。
● 可调整弹力绳长度，以增加对患侧肩关节挤压力的大小。
● 同时可在健侧帮助下，选择性做肩关节的内收、外展。

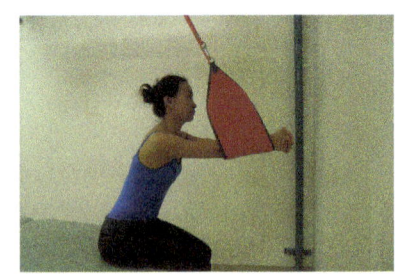

图5-30 维持肩关节关节活动度的训练

【治疗要领】

在卒中早期肩关节不稳的情况下，不建议患侧肩关节前屈超过90°。

(2) 肩关节的挤压训练

【悬吊方式】

体位：坐位，患侧上肢置于身旁，患手放进分指板并固定。
连接点：宽悬带及实心绳连接患手，分指板置于宽悬带中。
悬吊点：位于肩关节正上方。
运动点：肩关节。
用绳：宽悬带（1条）、实心绳（1条）。

【动作要领】

患者坐位，患侧上肢放于床边，保持肘伸直，腕背屈，缓慢将重心逐渐向患侧转移，挤压上肢，抑制屈肌痉挛。（见图5-31）

【治疗要领】

本训练对肩关节有向上的挤压，即通过患侧上臂的负重，可以促进肩关节本体感觉的输入，亦可促进肩胛带周围肌肉的收缩，对肩关节半脱位预防及治疗有积极作用。

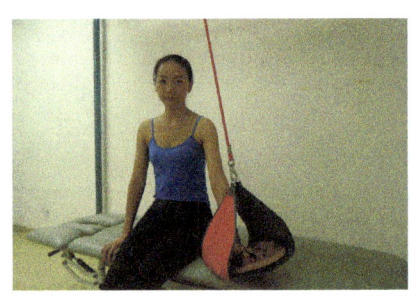

图5-31 肩关节的负重训练

(3) 肩袖肌群的力量训练

【悬吊方式】

体位：坐位。

连接点：宽悬带及弹力绳连接于前臂。

悬吊点：位于连接点正上方。

运动点：肩关节。

用绳：宽悬带（2条）、弹力绳（2条）。

【动作要领】（见图5-32）

● 患者双侧前臂处于中立位，置于身体两旁，行肩关节上提下降、内旋外旋的运动。

● 可以根据患者完成动作的质量，设置不同的阻力。

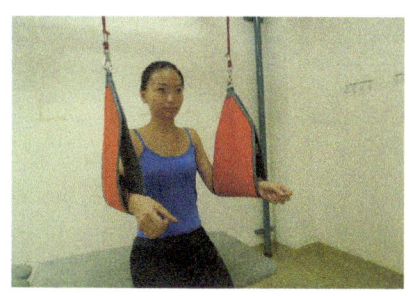

图5-32 肩袖肌群的力量训练

【治疗要领】

利用联合反应现象，上肢同时训练同一组动作时，可以通过增加健侧手的阻力训练，以带动患侧活动，促进患肢肌肉收缩。

(4) 盂肱关节肌群的力量训练

【悬吊方式】

体位：坐位。

连接点：窄悬带及实心绳连于上臂中上段。

悬吊点：位于连接点的正上方。

运动点：肩关节。

用绳：窄悬带（1条）、实心绳（1条）。

【动作要领】

在减重的状态下，嘱患者保持肘关节伸直后，练习患肩的水平内收、外展，可以根据患者完成动作的质量，设置不同的难度，例如让患手抓握适当的物体（见图5-33）。

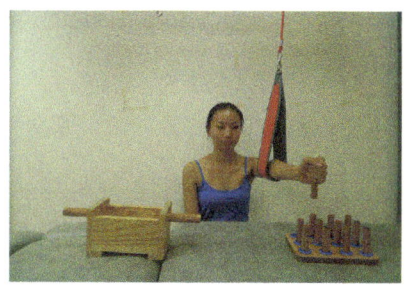

图5-33 盂肱关节肌群的力量训练

【治疗要领】

稳定肩关节的肌肉，除了肩袖肌群之外，还有保证肩关节正常功能的三角肌、胸大肌等。在此训练中，通过患手的抓握物体，在充分锻炼盂肱关节肌群力量的同时，还训练了患肢远端的抓握能力。

5. 足内翻、足下垂患者悬吊治疗的临床应用

（1）被动牵伸训练

【悬吊方式】

体位：仰卧位。

连接点：窄悬带及弹力绳分别连于患侧膝关节及踝关节。

悬吊点：位于连接点的正上方。

运动点：髋关节、膝关节、踝关节。

用绳：窄悬带（1条）、弹力绳（2条）、握具（1条）。

【动作要领】

治疗师一手固定股骨远端，另一只手固定踝关节，牵拉使患者髋关节和膝关节内旋，踝关节外翻并背屈（见图5-34）。

【治疗要领】

反向牵拉可充分抑制小腿三头肌的痉挛，矫正足内翻及下垂。

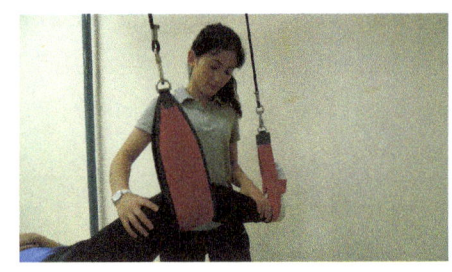

图5-34 被动牵伸训练

（2）诱发踝背屈训练

【悬吊方式】

体位：仰卧位。

连接点：窄悬带及弹力绳连接于患侧踝关节。

悬吊点：位于踝关节后上方。

运动点：髋关节。

用绳：窄悬带（1条）、弹力绳（1条）。

【动作要领】（见图5-35）

● 嘱患者屈髋，屈膝，踝背屈。
● 进而，维持踝关节抗阻、背屈的同时，进行髋关节、膝关节、踝关节的控制练习。如果患者难以完成，治疗师应予以帮助。

【治疗要领】

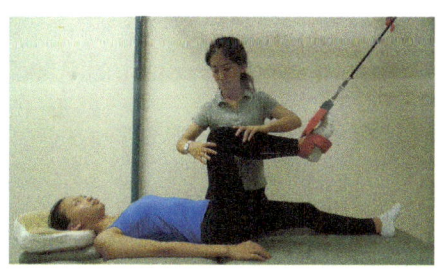

图5-35 诱发踝背屈训练

训练初期，嘱患者先稍稍抬起足趾，然后在无痉挛情况下，循序渐进增加足背屈的程度。也可治疗师一手控制足内翻，另一只手辅助患者患侧下肢进行内收、外展活动，即通过下肢近端的活动带动足外翻，以消除因过度用力而产生的足内翻，并放松足固有肌。图5-33动作为高难度动作，可依据患者情况自行添加辅助，或通过弹力绳调整阻力。

（3）不稳定平面下小腿牵伸训练

【悬吊方式】

体位：站立位，双足下置平衡板。
连接点：宽悬带及实心绳连接于前臂，宽悬带及弹力绳连接于胸部或腹部。
悬吊点：均位于连接点正上方。
运动点：肩关节、踝关节、躯干。
用绳：宽悬带（2条）、弹力绳（2条）、实心绳（2条）。

【动作要领】

患者站于平衡板上，身体前倾，使肩关节前屈、髋伸直、踝跖屈，保持数秒后，身体回归中立位，进而躯干后倾，踝主动背屈。（见图5-36）

【治疗要领】

患者站于平衡板上，除了锻炼躯干稳定性外，还可做小腿三头肌和跟腱的牵拉，此动作属高难度动作，没有达到

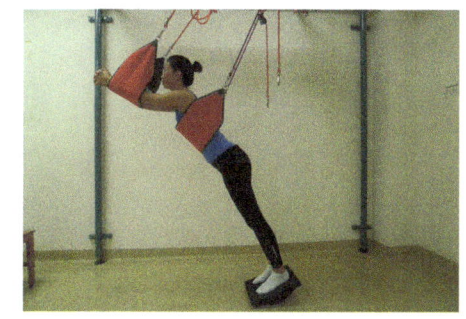

图5-36 不稳定平面下小腿肌肉牵伸训练

Brunnstrom 六期的患者不建议做此动作。在身体后倾重心后移时，可诱发患者失平衡状态的踝反应，此时产生的平衡反应，尤其适用于刺激患足的背屈活动。

二、脊髓损伤悬吊技术临床应用

（一）脊髓的解剖

脊髓呈微扁圆柱体，位于椎管内，为脑干向下延伸部分。脊髓由含有神经细胞的灰质和含上、下行传导束的白质组成。脊髓发出 31 对脊神经分布到四肢和躯干，同时也是神经系统的初级反射中枢。正常的脊髓活动是在大脑的控制下完成的。

1. 脊髓外部结构

脊髓是中枢神经系统组成部分之一，是脑干向下延伸的部分，全长 42～45 cm，上端于枕骨大孔处与延髓相接，下端至第一腰椎下缘，占据椎管的上 2/3。脊髓自上而下发出 31 对脊神经，与此相对应，脊髓也分为 31 个节段，即 8 个颈节（C1～C8），12 个胸节（T1～T12），5 个腰节（L1～L5），5 个骶节（S1～S5）和 1 个尾节（Co）。每个节段有两对神经根——前根和后根。在发育过程中，脊髓的生长较脊柱生长慢，因此到成人时，脊髓比脊柱短，其下端位置比相应脊椎高。颈髓节段较颈椎高 1 个椎骨；上中段胸髓较相应的胸椎高 2 个椎骨，下胸髓则高出 3 个椎骨；腰髓位于第 10～12 胸椎；腰髓位于第 12 胸椎和第 1 腰椎水平。由于脊髓和脊柱长度不等，神经根由相应椎间孔穿出椎管时，愈下位脊髓节段的神经根愈向下倾斜，腰段的神经根几乎垂直下降，形成马尾，由 L2 至尾节 10 对神经根组成。（见图 5-37）

脊髓呈前后稍扁的圆柱形。全长粗细不等，有两个膨大部，颈膨大部始自 C5～T2，发出支配上肢的神经根。腰膨大始自 L1～S2，发出支配下肢的神经根。脊髓自腰膨大向下逐渐细削，形成脊髓圆锥，圆锥尖端发出终丝，终止于第 1 尾椎的骨膜。（见图 5-38）

脊髓表面有六条纵行的沟裂，前正中裂深达脊髓前后径的 1/3，后正中沟伸入脊髓，将后索分为对称的左右两部分，前外侧沟与后外侧沟左右各一，脊神经前根由前外侧沟离开脊髓，后根由后外侧沟进入脊髓。

与脑膜相对应的脊髓膜也有三层膜，最外层为硬脊膜，是硬脑膜在椎管内的延续，在脊髓节段水平，硬脊膜形成盲端；硬脊膜下面是一层薄而透明的蛛网膜；最内层为富有血管的薄膜，称为软脊膜，紧包于脊髓的表面。硬脊膜外面与脊椎骨膜之间的间隙为硬膜外腔，其中有静脉丛与脂肪组织；硬脊膜与蛛网膜之间为硬膜下腔，其间无特殊结构；蛛网膜与软脊膜之间为蛛网膜下腔，与脑的蛛网膜下腔相通，其间充满脑脊液。脊神经穿过蛛网膜附着于硬脊膜内面为齿状韧带，脊神经和齿状韧带对脊髓起固定作用。

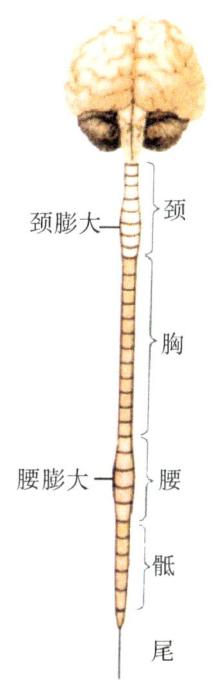

图5-37 脊髓节段与椎体的对应关系

引自吴江. 神经病学（第2版）[M]. 北京：人民卫生出版社，2005.

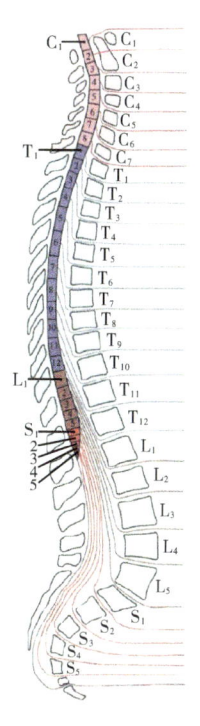

图5-38 脊柱的外形

引自吴江. 神经病学（第2版）[M]. 北京：人民卫生出版社，2005.

2. 脊髓内部结构

脊髓由白质和灰质组成。灰质呈灰红色，主要由神经细胞核团和部分胶质细胞组成，横切面上呈蝴蝶形或"H"形居于脊髓中央，其中心有中央管；白质主要由上下行传导束及大量的胶质细胞组成，包绕在灰质的外周。

（1）脊髓的灰质　可分为前部的前角、后部的后角及C8～L2和S2～4的侧角。此外还包括中央管前后的灰质前连合和灰质后连合，它们合称中央灰质。灰质内含有各种不同大小、形态和功能的神经细胞，是脊髓接受和发出冲动的关键结构。前角主要参与躯干和四肢的运动支配；后角参与感觉信息的中转；C8～L2侧角是脊髓交感神经中枢，支配血管、内脏及腺体的活动（其中，C8～T1侧角发出的交感纤维支配同侧的瞳孔扩大肌、睑板肌、眼眶肌、面部血管和汗腺），S2～4侧角为脊髓副交感神经中枢，支配膀胱、直肠和性腺。

（2）脊髓的白质　分为前索、侧索和后索三部，前索位于前角及前根的内侧，侧索位于前后角之间，后索位于后正中沟与后角、后根之间。此外，灰质前连合前方有白质前连合，灰质后角基底部的灰白质相间的部分为网状结构。白质主要由上行（感觉）、下行（运动）传导束及大量的胶质细胞组成，上行纤维束将不同的感觉信息上传到脑，下行纤维束从脑的不同部位将神经冲动下传到脊髓。

①上行纤维束：又称感觉传导束，将躯干和四肢的痛温觉、精细触觉和深感觉传至大脑皮质感觉中枢进行加工和整合。主要包括：

●薄束和楔束：走行在后索，传导肌肉、肌腱、关节的深感觉（位置觉、运动觉和振动觉）和皮肤的精细触觉至延髓的薄束核和楔束核，进而传至大脑皮层。

●脊髓小脑束：分前后束，分别位于外侧索周边的前后部，将下肢和躯干下部的深感觉信息经小脑上、下脚传至小脑皮质，与运动和姿势的调节有关。

●脊髓丘脑束：可分为脊髓丘脑侧束和脊髓丘脑前束，分别走行于外侧索的前半部和前索，两束将后根的传入信息向上传至丘脑腹后外侧核（侧束传导痛温觉，前束传导触压觉），进而传至中央后回和旁中央小叶后部进行整合，是感觉传导通路的重要部分。

②下行纤维束：又称运动传导束，将大脑皮质运动区、红核、前庭核、脑干网状结构及上丘的冲动传至脊髓前角或侧角，继而支配躯干肌和四肢肌，参与锥体束和锥体外系的形成，与肌肉的随意运动、姿势和平衡有关。主要包括：

●皮质脊髓束：分皮质脊髓侧束和皮质脊髓前束，分别走行于脊髓侧索和前索，将大脑皮质运动区的冲动传至脊髓前角的运动神经元，支配躯干和肢体的运动。

●红核脊髓束：下行于脊髓的侧索，将红核发出的冲动传至脊髓前角，支配屈肌的运动神经元，协调肢体运动。

●前庭脊髓束：走行于前索，将前庭外侧核发出的冲动传至脊髓中间带及前角底部，主要兴奋躯干和肢体的伸肌，以调节身体平衡。

- 网状脊髓束：行于前索及外侧索，连接脑桥和延髓的网状结构与脊髓中间带神经元，主要参与躯干和肢体近端肌肉运动的控制。
- 顶盖脊髓束：在对侧前索下行，将中脑上丘的冲动传至上颈髓中间带及前角基底部，兴奋对侧颈肌及抑制同侧颈肌活动，是头颈反射（打瞌睡时颈部过低会反射性抬头）及视听反射（突然的光声刺激可引起转颈）的结构基础。
- 内侧纵束：位于前索，将中脑及前庭神经核的冲动传至脊髓上颈段中间带，继而支配前角运动神经元，协同眼球的运动和头颈部的运动，是眼震和头眼反射（头部向左右、上下转动时眼球向头部运动的相反方向移动）的结构基础。

（二）脊髓损伤的临床表现

根据损伤的部位、程度的不同，脊髓损伤的临床症状和体征是不同的。

1. 临床症状

主要为肌肉运动控制障碍和行动困难、大小便控制障碍、感觉障碍。部分患者有异常疼痛和幻觉痛。

（1）**感觉障碍** 主要表现为躯干和四肢不同程度的感觉障碍，可表现为麻木、疼痛、感觉完全丧失或感觉过敏等。后角损害表现为节段性分离性感觉障碍（即同侧痛、温觉障碍，而深感觉及部分触觉仍保留）；后根损害时表现为深、浅感觉均有障碍；后索损害病变以下同侧深感觉和部分触觉障碍，产生感觉性共济失调；脊髓丘脑束损害引起传导束型感觉障碍，表现为损害节段平面以下的对侧痛、温觉障碍，深感觉保留；白质前连合损害时，因损害两侧脊髓丘脑束的交叉纤维，表现为对称性节段性的痛、温觉消失，因有未交叉的纤维在后索及前索中直接上升，可没有明显触觉障碍，称为感觉分离现象。

（2）**运动障碍** 主要表现为截瘫或四肢瘫，即下肢或四肢不同程度的肌力下降或丧失。脊髓侧索中皮质脊髓束损害产生上运动神经元瘫痪，脊髓前角及/或前根病变产生下运动神经元瘫痪。

（3）**括约肌控制障碍** 主要表现为便秘、小便潴留或二便失禁。

（4）**自主神经功能障碍** 主要表现为出汗异常、体温调节异常等。脊髓灰质侧角损害或脊髓病变阻断侧角与大脑联系的径路，出现相应节段的自主神经功能障碍，主要表现为膀胱、直肠括约肌功能，血管运动、发汗反应及皮肤、指（趾）甲的营养等障碍，特别是膀胱、直肠功能障碍为脊髓疾病与其他疾病鉴别的重要体征之一。当然，自主神经功能障碍是否出现以及出现的早晚，与病灶的部位及严重程度密切相关。

再者，高位截瘫患者可伴有呼吸困难，如伴有其他并发症（骨折、脱位、褥疮等），可同时伴有相应的症状。

2. 临床体征

主要表现为肌力减弱或消失、肌张力异常、腱反射异常、出现病理反射、皮肤感觉异常、皮肤破损或褥疮等。

（1）**步态和姿势**　部分患者可表现为臀中肌步态或臀大肌步态等，严重者完全不能行走、站立或坐稳，而需要长期卧床。

（2）**脊柱体征**　受伤早期可能有脊柱压痛和叩击痛，手术患者可有瘢痕、脊柱活动受限。

（3）**神经体征**　损伤水平以下可出现所支配的运动、感觉及腱反射的异常。

3. 不同部位损害的临床特点

（1）**脊髓半侧损害**　表现为脊髓病变平面以下同侧肢体瘫痪和深感觉障碍，对侧痛温觉障碍，而两侧触觉均保留，称为脊髓半切综合征，又称为布朗—塞卡尔综合征。多见于脊髓外伤和髓外肿瘤的早期。

（2）**脊髓横贯性损害**　表现为损害平面以下的各种感觉缺失、上运动神经元瘫痪及括约肌功能障碍等。在急性脊髓炎和脊髓外伤的急性期往往出现脊髓休克症状，包括损伤平面以下呈迟缓性瘫痪，即肌张力降低，腱反射减弱或消失，病理反射不能引出等。休克期一般持续3～4周，以后逐渐转为上运动神经元性瘫痪，包括肌张力增强，腱反射亢进，出现病理反射及反射性排尿。

（三）脊髓损伤的分级及预后

1. 脊髓损伤分级

各种不同致病因素造成脊髓损伤，导致脊髓神经病理改变及功能障碍。如何对脊髓损伤本身进行分类评价有重要的临床意义。1992年，美国脊髓损伤学会（ASIA）制定了脊髓损伤神经功能分类标准，简称92'ASIA标准。1997年，ASIA又在五年临床应用的基础上对92'ASIA标准作了个别的修正。目前该标准成为国际广泛应用的脊髓损伤分类标准。

（1）**脊髓损伤的水平** 脊髓神经解剖结构的节段性特点决定了脊髓损伤的节段性表现。脊髓损伤后，在损伤水平以下脊髓的运动、感觉、反射及括约肌和自主神经功能受到不同程度的损害。脊髓损伤水平的确定反映脊髓损伤的严重性，颈椎损伤（C1～T1）造成四肢瘫，胸腰椎损伤（T1 以下）造成截瘫。脊髓损伤水平是确定患者康复目标的主要依据。对完全性脊髓损伤患者来说，脊髓损伤水平一旦确定，其康复目标基本确定。对不完全性脊髓损伤患者来说，应具体确定脊髓损伤水平以下的肌力评分。

① 感觉水平。关键点是标志感觉水平（SL，SensoryLevel）的皮肤标志性部位。临床上，通常采用人体左右各 28 个感觉关键点来评估感觉水平（详见表 5-1）。需注意，每个关键点要检查针刺觉和轻触觉，并按正常感觉功能（痛觉、触觉）为 2 分、障碍（部分障碍或感觉改变，包括感觉过敏）为 1 分、缺失为 0 这三个等级分别评定打分。正常者两侧针刺觉和轻触觉的感觉总积分各为 112 分，总评分 224 分。

表 5-1 感觉关键点

平面	部位	平面	部位
C_2	枕骨粗隆	T_8	第八肋间（T_6 与 T_{10} 之间）
C_3	锁骨上窝	T_9	第九肋间（T_8 与 T_{10} 之间）
C_4	肩锁关节部	T_{10}	第十肋间（脐水平）
C_5	肘前窝的外侧面	T_{11}	第十一肋间（T_{10} 与 T_{12} 之间）
C_6	拇指近节背侧皮肤	T_{12}	腹股沟韧带中点
C_7	中指近节背侧皮肤	L_1	T_{12} 与 L_2 之间上 1/2 处
C_8	小指近节背侧皮肤	L_2	大腿前中部
T_1	肘前窝的内侧面	L_3	股骨内髁
T_2	腋窝顶部	L_4	内踝
T_3	第三肋间	L_5	足背第三跖趾关节
T_4	第四肋间（乳线）	S_1	外踝

续表 5-1

平面	部位	平面	部位
T_5	第五肋间（T_4 与 T_6 之间）	S_2	腘窝中点
T_6	第六肋间 剑突水平	S_3	坐骨结节
T_7	第七肋间（T_6 与 T_8 之间）	S_{4-5}	肛门周围

注：由于第 7～9 肋间体表标志不十分清晰，因此在实践上 T7～9，感觉平面的判断可以从 T6～T10。之间划分三等份来进行。

本体感觉（位置觉和深压痛觉）为选查项目。检查时建议用缺失、障碍和正常来分级，同时建议每一肢体只查 1 个关节，建议查左、右侧的示指和拇指。

② 运动水平。关键肌是确定运动水平（Motor Level，ML）的标志性肌肉。临床上，通常采用人体左右各 10 组关键肌来评估运动水平（详见表 5-2）。从上而下，按照 0～5 级肌力分级法（MMT 肌力评分法）计 0～5 分。正常运动功能总评分为 100 分，上、下肢总分各 50 分。

表 5-2　运动关键肌

平面	关键肌	平面	关键肌
C_5	屈肘肌（肱二头肌，肱肌）	L_2	屈髋肌（髂腰肌）
C_6	伸腕肌（桡侧伸腕长肌和短肌）	L_3	伸膝肌（股四头肌）
C_7	伸肘肌（肱三头肌）	L_4	踝背伸肌（胫前肌）
C_8	中指屈指肌（指深屈肌）	L_5	伸趾肌（趾长伸肌）
T_1	小指展肌	S_1	踝跖屈肌（腓肠肌、比目鱼肌）

膈肌、三角肌、外侧腘绳肌为选查项目。检查时建议用无、减弱或正常来分级评估肌力。

(2) 脊髓损伤分级　通常采用美国脊髓损伤学会（Impariment Scale，ASIA）的损伤分级，即按照感觉和运动功能障碍的程度，对脊髓损伤进行分级评定（详见表 5-3）。

表 5-3　脊髓损伤分级

损伤程度	临床表现
A=完全性损伤	在骶区节段 S_{4-5} 无任何感觉或运动功能保留
B=不完全性损伤	在受损水平以下和骶区节段 S_{4-5} 存在感觉功能，但无运动功能
C=不完全性损伤	在受损水平以下，存在运动功能，且 50% 以上的关键肌肌力<3 级
D=不完全性损伤	在受损水平以下，存在运动功能，且 50% 以上的关键肌肌力≥3 级
E=正常	感觉和运动功能正常

注：当一个患者被评为 C 或 D 级时，他/（她）必须是不完全性损伤，即在第 4～5 骶髓节段有感觉或运动功能保留。此外，该患者必须具备如下两者之一：① 肛门括约肌有自主收缩；② 运动平面以下有 3 个节段以上有运动功能保留。

2. 损伤平面与功能预后的关系

对于完全性脊髓损伤患者，脊髓损伤水平确定后康复目标基本确定（详见表 5-4）。对于不完全损伤来说，则需根据残存肌力功能情况修正表 5-4 的康复目标。可见，确定脊髓损伤水平的重要意义。

表 5-4　脊髓损伤水平与功能预后

损伤水平	最低功能肌肉	活动能力	生活能力
C_{1-4}	颈肌	依赖膈肌起搏维持呼吸，可用声控方式操纵某些活动	完全依赖
C_4	膈肌、斜方肌	使用电动高靠背轮椅，有时需要辅助呼吸	高度依赖
C_5	三角肌、肱二头肌	可用手在平坦路面上驱动高靠背轮椅，需要上肢辅助工具及特殊推轮	大部分依赖
C_6	胸大肌、桡侧伸腕肌	可用手驱动轮椅，独立穿上衣，可以基本独立完成转移，可驾驶特殊改装汽车	中度依赖
C_{7-8}	肱三头肌、桡侧屈腕肌、指深屈肌、手内部肌	轮椅使用，可独立完成床-轮椅/厕所/浴室转移	大部分自理

续表 5-4

损伤水平	最低功能肌肉	活动能力	生活能力
$T_{1\sim6}$	上部肋间肌/背肌	轮椅独立，用长腿矫形器扶拐短距离步行	大部分自理
T_{12}	腹肌、胸肌、背肌	长腿矫形器扶拐步行，长距离行动需要轮椅	基本自理
L_4	股四头肌	短腿矫形器扶手杖步行，不需要轮椅	基本自理

3. 脊髓损伤的并发症

脊髓损伤患者容易伴发各种内外科并发症，如二便功能障碍、性功能障碍、下肢静脉血栓、压疮、痉挛、关节挛缩、肺部感染、泌尿系感染等，给患者造成不必要的痛苦，并延缓康复进程，影响康复效果，甚至导致死亡。

（四）悬吊技术的具体应用

脊髓损伤导致患者不同程度的终生残疾。康复训练的最终目标就是在身体状况允许的情况下，最大限度地调动残存的运动功能，达到最大程度的适应和独立生活的能力。

脊髓损伤康复治疗大致分为急性期、离床期和后期三个阶段。治疗师根据各个时期的病情及功能状况制订康复训练计划。

当患者能够离床坐在轮椅上活动3个小时后，则可以开始离床期阶段的康复训练，主要包括体位变换及平衡训练、支撑和移动动作训练、转移动作训练、轮椅基本操作训练、生活自理训练、各种转移和驱动轮椅所需的肌力、耐力的训练等。

进入后期阶段训练是指，患者在轮椅上已基本独立，除了巩固和加强恢复期训练所获得的成果外，对于有可能恢复步行能力的患者可开始进行以站立和步行为重点的训练。对于不能步行的患者则进一步训练其熟练地在轮椅上生活的各种技巧，加强残存的肌力和全身的耐力等。

悬吊治疗技术主要运用于离床期和后期的部分康复治疗。具体如下：

1. 肌力增强训练

肌力增强训练是指增强患者残存的肌力，主要包括肩部肌、上肢肌、背阔肌、腹肌等肌肉的力量。一般常用抗阻力训练，并根据不同的情况和条件可选用徒手、拉力计、悬吊技术等进行抗阻运动。训练可在床上、垫上、轮椅上进行。

(1) **上肢肌的训练** 治疗师利用悬吊治疗技术进行上肢肌力训练，如上肢支撑力、肱二头肌和肱三头肌力量训练、握力训练等。这对患者的移动能力和日常生活独立能力起着关键作用。

① 肱二头肌、肱三头肌力量训练。

【悬吊方式】

体位：坐在轮椅上。

连接点：握具及弹力绳连接双侧手掌。

悬吊点：位于连接点的正上方。

运动点：肩关节、肘关节。

用绳：握具（2条）、弹力绳（2条）。

【动作要领】

● 患者坐在轮椅上，肘关节和腕关节屈曲，双手抓握握具，放于轮椅扶手上。（见图5-39）

● 双侧肘关节同时用力，抗阻伸直向下拉窄悬带，维持数秒后，放松，再向下牵拉，如此反复。（见图5-40）

● 治疗师可以在手臂上添置沙袋等，增加阻力，提高训练的难度。

【治疗要领】

患者进行训练时，除了通过伸肘、屈肘，锻炼肱二头肌和肱三头肌外，还可增强患者腕部的力量和手的抓握功能等，从而使患者达到部分生活自理。

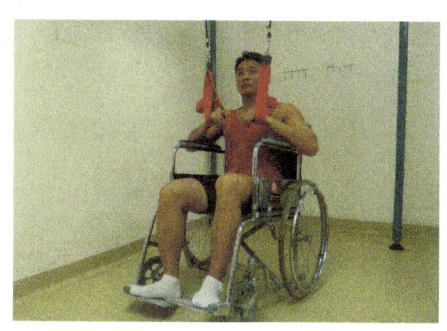

图5-39 肘关节屈曲

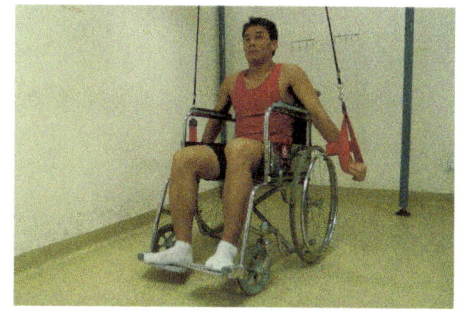

图5-40 肘伸直，手下拉握具

② 上臂肌力训练。

【悬吊方式】

体位：半卧位。

连接点：宽悬带及弹力绳连接骨盆处，握具及弹力绳连接双侧手掌。

悬吊点：均位于连接点的斜上方。

运动点：肘关节、躯干。

用绳：宽悬带（1条）、握具（2条）、弹力绳（4条）。

【动作要领】

治疗床前端调高45°，患者坐在治疗床上呈半坐卧位，双手拉着握具，屈肘坐起，放松，再屈肘坐起，如此反复。（见图5-41和图5-42）

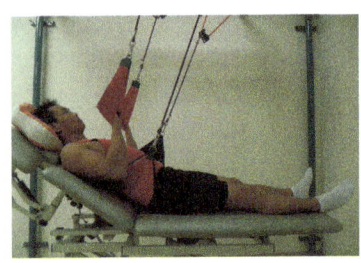
图5-41 双手拉手带

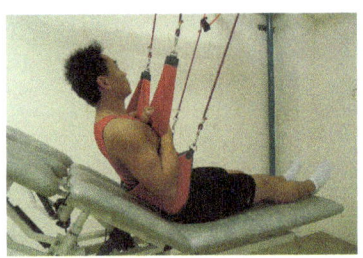
图5-42 屈肘坐起

【治疗要领】

● 半坐卧位的训练，不仅能增加上肢的肌力，也能增强腰部的力量。

● 加强上肢肌肉力量和耐力的训练，是患者后期的坐位支撑以及坐位支撑转移训练的基础。

● 通过治疗床角度的调整能逐渐加大训练的强度，同时治疗床能保证患者训练的安全性。

(2) 躯干肌的训练

① 桥式运动。

【悬吊方式】

体位：仰卧位。

连接点：宽悬带及弹力绳连接骨盆处，在同一个power sling上使用窄悬带及实心绳连接两侧膝关节及踝关节。

悬吊点：骨盆和膝关节连接点位于正上方，踝关节连接点位于头侧，保持髋关节和膝关节屈曲。

运动点：下腰部肌肉。

用绳：宽悬带（1条）、窄悬带（2条）、弹力绳（2条）、实心绳（4条）。

【动作要领】

● 患者仰卧于治疗床上，逐渐将治疗床降低，使膝、踝关节悬空。（见图5-43）
● 嘱患者将臀部抬离床面，并保持6秒后，放松，再抬高，如此反复。（见图5-44）

【治疗要领】

腰部的弹力绳的弹力回缩能为患者提供助力，治疗师可根据患者的不同情况进行调整。脊髓损伤的患者由于卧床时间较长，常出现压疮等并发症。腰臀的上抬不仅能增强腰背部的力量，还能减少体重对身体局部的压迫，避免发生褥疮。

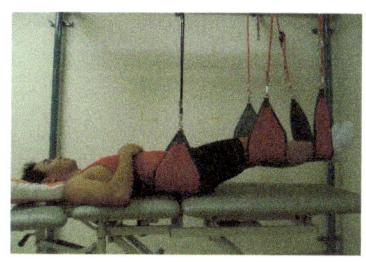
图5-43　膝、踝关节悬空

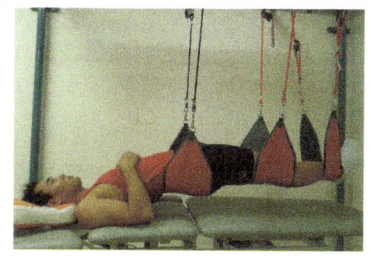
图5-44　臀部抬离床面

② 躯干旋转训练。

【悬吊方式】

体位：仰卧位，头部下置一枕头。

连接点：宽悬带及弹力绳连接骨盆处，胸部悬带及弹力绳连接双侧肩关节，握具及实心绳连接膝关节及踝关节。

悬吊点：均置于连接点正上方。

运动点：下腰部肌肉。

用绳：宽悬带（1条）、窄悬带（2条）、胸部悬带（1条）、握具（2个）、弹力绳（4条）、实心绳（2条）。

【动作要领】

● 患者仰卧于治疗床上，逐渐将治疗床降低，使下肢悬空。

● 治疗师一手抓住并下拉固定骨盆的弹力绳，使患者向右侧旋转，然后方向相反进行，双侧交替。（见图5-45）

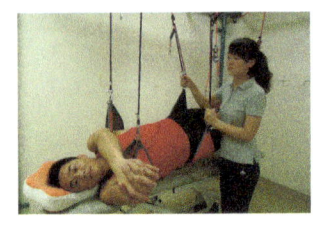

图5-45 躯干旋转训练

【治疗要领】

治疗师下拉固定患者骨盆的弹力绳，同时嘱患者大幅度摆动上肢，使躯体向右侧旋转；随着患者能力的提高，治疗师可逐步减少牵拉骨盆的幅度，增加患者自己主动活动的能力。躯干的旋转训练是翻身训练的基础。

③ 背阔肌的训练。

【悬吊方式】

体位：坐在轮椅上。

连接点：握具及弹力绳连接双侧手掌。

悬吊点：位于连接点的正上方。

运动点：肩关节、背部肌肉。

用绳：握具（2个）、弹力绳（2条）。

【动作要领】

● 患者坐在轮椅上，肩关节前曲，伸肘，双手抓握握具。

● 双侧肩关节同时外展90°，维持数秒。（见图5-46）

● 进而，双侧肩关节后伸，并手掌向下拉握具，维持数秒，回到原始位，继续重复上述运动。（见图5-47）

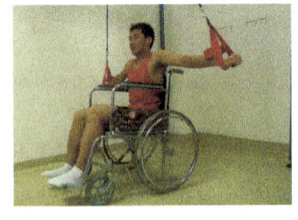   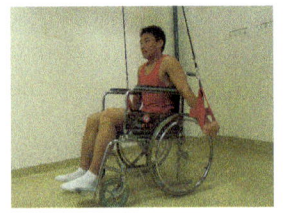

图5-46 肩外展　　　　图5-47 肩后伸，手下拉窄悬带

【治疗要领】

- 治疗中，患者保持伸肘，否则其效果是增强肱二头肌肌力，而不是增强背阔肌肌力。
- 随着患者肌力的增强可以调整弹力绳的弹性强度以加大训练强度。
- 背阔肌在撑起动作中起到稳定肩胛骨的作用，C2－T12脊髓损伤患者均应进行训练。另外在脊髓损伤分离期和后期康复训练中，背阔肌的训练目的是实现体位转移。

④ 腰背肌训练。

【悬吊方式】

体位：俯卧位。

连接点：宽悬带及实心绳连接骨盆处，窄悬带及实心绳连接双侧踝关节。

悬吊点：均位于连接点正上方。

运动点：肩关节、肘关节、腰背部肌肉。

用绳：宽悬带（1条）、窄悬带（1条）、实心绳（4条）。

【动作要领】

- 患者俯卧于治疗床上，逐渐将治疗床降低，使身体上部贴床面，下肢悬空。（见图5－48）
- 患者双上臂支撑，抬起躯干。在踝关节下方加滚筒，加大上臂支撑的强度。待患者高质量完成上述动作后，逐渐从前臂支撑变为上肢支撑。（见图5－49和图5－50）

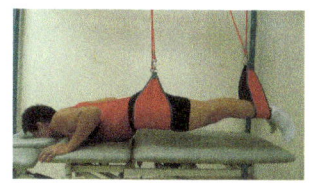 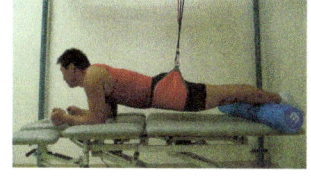 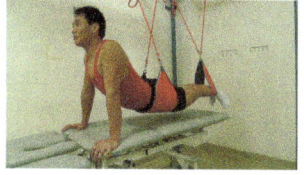

图5－48 下肢悬空　　　图5－49 上臂支撑　　　图5－50 上肢支撑

【治疗要领】

此动作的训练难度较高，患者需保持好腰部及腿部的平衡，再做上臂支撑训练，治疗师可辅助稳定患者的骨盆。在踝部放置滚筒会加大训练难度，能快速提高患者的腰背肌力量。

2. 功能性动作训练

体位变换、坐起、坐位支撑、坐位支撑移动、坐位平衡等动作，是床上翻身、各种转移和穿脱衣服等日常生活动作的基础。患者应在治疗师辅助和指导下掌握这些基本动作。

(1) 翻身训练

【悬吊方式】

体位：仰卧位。

连接点：宽悬带及弹力绳连接骨盆处，胸部悬带、窄悬带及弹力绳连接双侧肩关节及翻身方面的对侧膝关节，使翻身方向的对侧膝关节屈曲。

悬吊点：均位于连接点的正上方。

运动点：肩关节。

用绳：宽悬带（1条）、窄悬带（1条）、胸部悬带（1条）、弹力绳（5条）。

【动作要领】

患者双侧肩关节前屈后，头转向右侧，同时双侧肩关节向右侧摆动，并借助引起的惯性，带动躯干、下肢完成右侧翻身动作。反之，可完成左侧翻身动作。（见图5-51和图5-52）

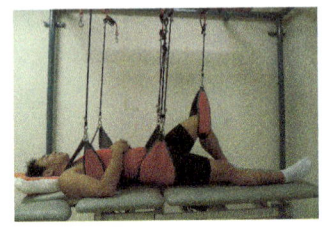

图5-51 翻身训练起始位

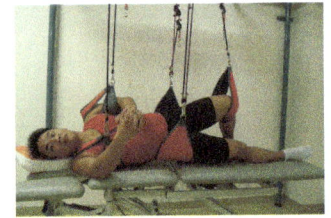

图5-52 翻身训练右侧卧位

【治疗要领】

弹力绳的固定是为了确保患者的安全，将悬吊点置于患者翻身方向的上方，患者借助弹力绳提供的助力，完成翻身动作。后期的训练可增加固定膝屈曲位的弹力绳阻力，将悬吊点置于患者翻身方向的后斜上方，此时的弹力绳提供阻力，增加患者训练难度。

(2) 坐起训练

【悬吊方式】

体位：仰卧位。

连接点：宽悬带及弹力绳连接骨盆处，胸部悬带及弹力绳连接双侧肩关节。

悬吊点：均位于连接点的斜上方。

运动点：肩关节、肘关节、腰背肌。

用绳：宽悬带（1条）、胸部悬带（1条）、弹力绳（4条）。

【动作要领】

患者借助向两侧翻身的力量，完成肘支撑，再将身体重心左右交替变换，由肘支撑转变成手支撑，最终完成坐起动作。（见图5-53至图5-55）

【治疗要领】

● T_{10}以下损伤的患者上肢活动正常，躯干部分麻痹，下肢完全麻痹，坐起动作的完成要比颈髓损伤患者容易。

● 正确的坐起是进行转移、轮椅训练和步行训练的前提。

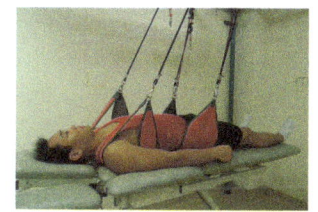
图5-53 坐起训练的起始位

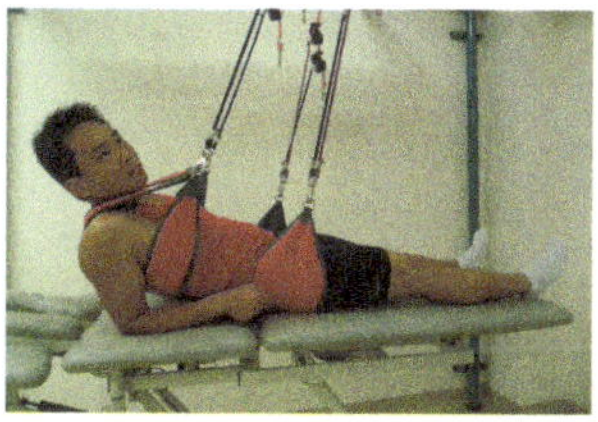

图5-54 肘支撑

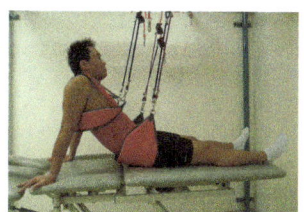
图5-55 手支撑，坐起

(3) 坐位训练

① 长坐位平衡训练。

【悬吊方式】

体位：保持长坐位，即髋关节屈曲90°，膝关节完全伸展的坐位。

连接点：宽悬带及实心绳连接胸部及骨盆处。

悬吊点：胸部的悬吊点位于连接点的斜上方，骨盆的悬吊点位于连接点正上方。

运动点：肩关节、腰背肌。

用绳：宽悬带（2条）、实心绳（4条）。

【动作要领】

● 患者抬起双手，并保持平衡。（见图5-56）

● 进而，患者在软垫上维持长坐位，并与治疗师做接、投球的练习。（见图5-57）

【治疗要领】

● 角度调整能改变患者坐起的难度，角度越大，坐起难度越小。另外，还可以通过臀部下放置软垫、抛/接球训练等增加训练难度。

● 患者为保持长坐位平衡，可采用双手抓紧实心绳，或双手扶腿，或双上肢外展、前屈、上举等方法。

● 循序渐进，最终达到三级平衡。

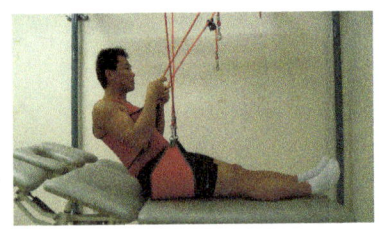 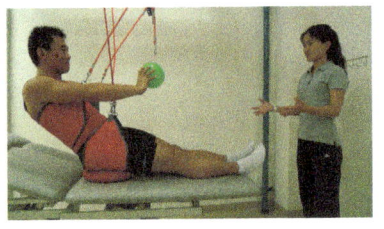

图5-56　长坐位平衡训练　　　　图5-57　长坐位平衡的高难度训练

② 长坐位支撑训练。

【悬吊方式】

体位：长坐位。

连接点：宽悬带及弹力绳连接骨盆处，握具及实心绳连接手掌。

悬吊点：骨盆的悬吊点位于连接点的斜上方，手掌的悬吊点位于连接点正上方。

运动点：肩关节、肘关节、腕关节、腰背肌。

用绳：宽悬带（1条）、握具（2个）、实心绳（2条）、弹力绳（2条）。

【动作要领】

● 患者双侧肩关节后伸，肘关节伸直，腕关节屈曲，手掌握紧握具，向下用

力,并提臀。(见图 5-58)

● 待患者高质量完成上述动作后,可在患者膝关节下方加一滚筒增加难度。(见图 5-59)

【治疗要领】

● 三角肌、背阔肌、胸大肌肌力接近正常,肩关节、肘关节和髋关节的活动范围正常是完成支撑动作的必要条件。

● 固定骨盆的宽悬带悬吊于斜上方,目地是在训练时为患者提供辅助力量。随着治疗难度的增加,可将滚筒放于患者膝关节下,加大骨盆上抬的高度。

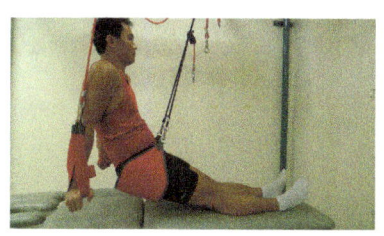

图 5-58 长坐位支撑训练

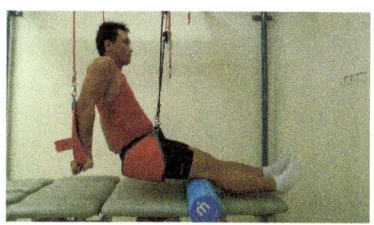

图 5-59 长坐位支撑高难度训练

③ 长坐位移动训练。

支撑前移

【悬吊方式】

体位:长坐位。

连接点:宽悬带及弹力绳连接胸部及骨盆处。

悬吊点:均位于连接点的斜上方。

运动点:肩关节、肘关节、腕关节、髋关节、腰背肌。

用绳:宽悬带(2条)、弹力绳(4条)。

【动作要领】

患者长坐位,双侧膝关节下方放一滚筒;前臂旋后,肘关节伸展,腕关节屈曲,手掌接触床面并向下按压,借力提臀,同时头、臀部、躯干向前移动。(见图 5-60 至图 5-62)

【治疗要领】

● 骨盆的弹力绳悬吊于骨盆斜上方(身体前移的方向)为患者骨盆的上抬,

身体的前移提供助力，使动作更易完成。

● 双手要同时支撑于床面，由于滚筒的移动范围比较大，患者在向前移动时要注意控制移动范围。

● 移动训练是实现日常生活自理的基础，提高在床上移动身体的能力，对于压疮的预防有积极的作用。

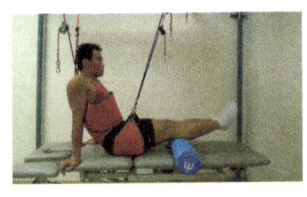 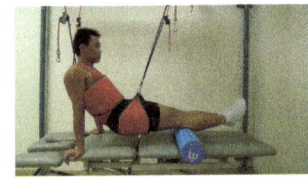 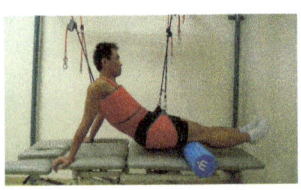

图5-60 支撑前移起始位　　图5-61 提臀支撑　　图5-62 支撑前移

支撑侧移

【悬吊方式】

体位：长坐位。

连接点：宽悬带及弹力绳连接骨盆处，胸部悬带及弹力绳连接肩关节处。

悬吊点：骨盆的悬吊点位于连接点的上方，肩关节的悬吊点位于连接点的斜上方。

运动点：肩关节、肘关节、腕关节、髋关节、腰背肌。

用绳：宽悬带（1条）、胸部悬带（1条）、弹力绳（4条）。

【动作要领】

患者长坐位，前臂旋后，肘关节伸展，躯干前屈，腕关节屈曲，手掌接触垫面并向下按压，借力提臀，同时头、臀部、躯干向左侧移动，维持数秒后。恢复起始位，再向右侧移动。如此反复。（见图5-63至图5-65）

【治疗要领】

患者双手均匀用力于垫上，撑起抬高臀部移动。此动作能提高在床上移动身体的能力，实现床—轮椅的转移。

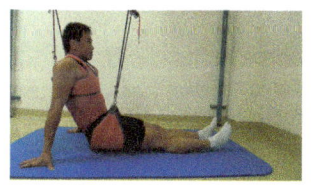 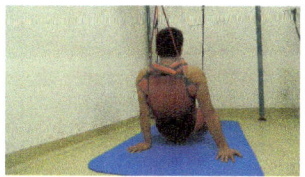 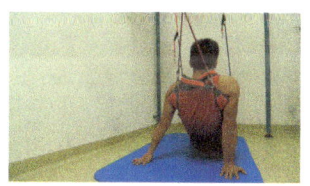

图 5-63　支撑侧移起始位　　图 5-64　支撑左移　　图 5-65　支撑右移

（4）平衡训练

① 四点跪位平衡训练。

【悬吊方式】

体位：跪位。

连接点：宽悬带及实心绳连接腹部。

悬吊点：位于连接点的正上方。

运动点：肩关节、躯干、髋关节、膝关节。

用绳：宽悬带（1条）、实心绳（2条）。

【动作要领】

● 患者跪在治疗床或治疗垫上，保持平衡。（见图 5-66）

● 加大难度，在双手支撑下方放置软垫，形成不稳定平面，加强患者四点跪位平衡训练。（见图 5-67）

● 待患者高质量完成上述动作后，再过渡到三点跪位平衡训练。（见图 5-68）

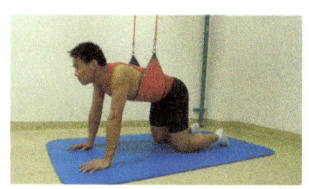 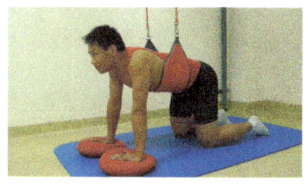 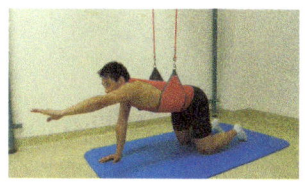

图 5-66　四点跪位平衡（1）　　图 5-67　四点跪位平衡（2）　　图 5-68　三点跪位平衡

【治疗要领】

在治疗师的帮助下患者达到正确的基础体位。肩关节和髋关节屈曲 90°，体重均匀地分布在双手和双膝上，嘱患者保持平衡，尽量不要将身体的重量放于悬吊绳上。随着治疗难度增加可在双手下放置软垫，嘱患者将身体重量放于腿上，两手均衡用力；最后，将一手抬起保持三点跪位平衡，治疗师要注意在旁边辅助并保护患者。

② 两点跪位平衡训练。

【悬吊方式】

体位：跪位。

连接点：胸部悬带及弹力绳连接骨盆处，握具及实心绳连接双侧手掌。

悬吊点：均位于连接点的正上方。

运动点：肩关节、躯干、髋关节、膝关节。

用绳：握具（2个）、胸部悬带（1条）、实心绳（2条）、弹力绳（2条）。

【动作要领】

患者跪在治疗床或治疗垫上，双手拉紧握具，向前倾斜，伸髋，屈膝，并保持两点跪位平衡。（见图5-69）

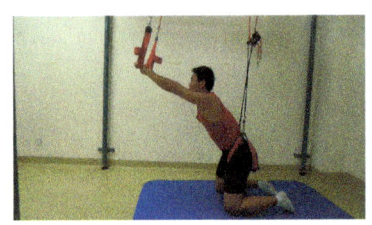

图5-69 两点跪位平衡训练

【治疗要领】

在治疗师的帮助下摆好体位，嘱患者将身体重量放于双侧膝部，头向前看，手拉紧实心绳，同时借助骨盆弹力绳的助力，完成两点跪位平衡训练。

(5) 站立训练

【悬吊方式】

体位：坐位。

连接点：胸部悬带及弹力绳连接骨盆处。

悬吊点：位于连接点的斜上方。

运动点：肩关节、肘关节、腕关节、躯干、髋关节、膝关节、踝关节。

用绳：胸部悬带（1条）、弹力绳（2条）。

【动作要领】

治疗师面对患者坐着，患者坐在轮椅上身体前倾，双手握住轮椅扶手。进而，肘关节伸直，腕关节屈曲，手掌向下按压轮椅并借力，使双脚负重，髋关节和膝关

节伸展，完成并保持站立位。治疗师注意固定患者膝关节，保持膝关节伸展。（见图5-70和图5-71）

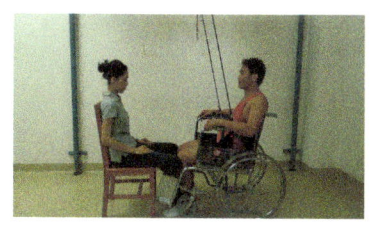

图5-70 治疗师固定患者膝关节

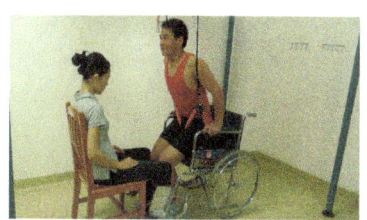

图5-71 站立训练

【治疗要领】

站立过程中，治疗师要保持患者膝关节的充分伸展，必要时嘱患者佩戴矫形器后方可练习。脊髓损伤患者的站起及站立训练是每天必不可少的项目，可有效的预防体位性低血压、骨质疏松等并发症。

参 考 文 献

[1] 贾子善. 脑卒中康复[M]. 石家庄：河北科技医学出版社，2006.
[2] 励建安. 实用脊髓损伤康复学[M]. 北京：人民军医出版社，2013.
[3] 黄如训. 脑卒中（第2版）[M]. 北京：人民卫生出版社，2012.
[4] 吴江. 神经病学（第2版）[M]. 北京：人民卫生出版社，2005.

第六章

骨骼肌肉系统疾病悬吊治疗临床应用

一、脊椎系统疾病悬吊治疗技术应用

(一) 脊柱的解剖和生物力学

脊柱是由许多椎骨借椎间盘、椎间关节和韧带等连接起来的复杂结构，是人体的中轴，具有支撑、平衡和传导头部、躯干及上肢的重量和附加重力、维持重心，吸收作用于脊柱的应力，保护脊髓和胸、腹、盆腔的脏器等功能。

1. 椎骨

成人共有24块椎骨，即颈椎7块、胸椎12块、腰椎5块。椎骨、骶骨和尾骨相互联接形成脊柱。每块椎骨都由三个部分组成。

(1) 椎体　呈短圆柱形，是椎骨主要的负重部分。椎体后方微凹陷，与椎弓围成椎孔。各椎孔相连构成椎管，容纳脊髓。

(2) 椎弓　是弓形骨板，连接椎体的狭窄部分，称椎弓根。相邻椎弓根的上、下切迹围成椎间孔，有脊神经和血管通过。

(3) 突起　由椎弓发出的7个突起，分别是横突一对、关节突两对、棘突一个，为肌肉的附着点。(见图6-1)

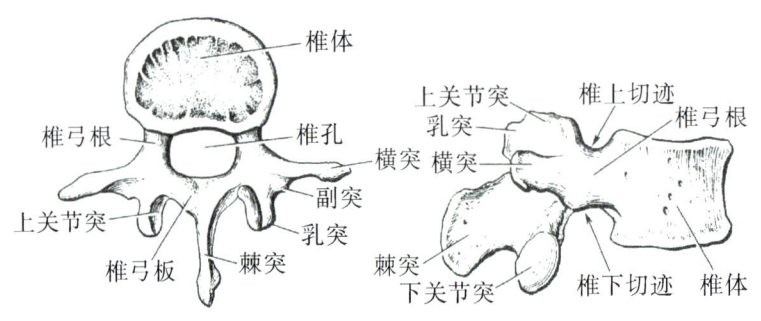

图6-1　脊椎

引自柏树令. 系统解剖学 (第2版) [M]. 北京：人民卫生出版社，2010.

2. 椎间盘

椎间盘是连接相邻两个椎体的纤维软骨盘，由中央部的髓核和外周的纤维环构成。椎间盘坚韧、富有弹性，承受压力时被压缩，去除压力后复原，具有缓冲震荡的作用。椎间盘受压时髓核承受75%的压力，其余25%的压力分布到纤维环。颈腰部的椎间盘前厚后薄，且后纵韧带薄弱，故纤维环破裂时髓核易向后外侧脱出，压迫椎管中的脊髓或椎间孔的脊神经根。（见图6-2）

3. 关节突关节

关节突关节（又名椎小关节）由相邻椎体的上、下关节突构成，关节面覆盖有透明软骨，属于平面关节，只能做轻微活动，但各椎体之间的运动总和却很大。关节突关节一般承受0~30%的脊柱载荷，当负荷超过它的承受力时可导致腰痛。（见图6-2）

4. 脊柱韧带

脊柱韧带将椎骨连接到一起，主要有三种：

（1）**前纵韧带**　位于椎体前面，上至枕骨大孔前缘，下至第一或第二骶椎体，它的纤维与椎体和椎间盘牢固连接，能防止脊柱过度后伸和椎间盘向前脱出。

（2）**后纵韧带**　位于椎管内椎体后面，起自枢椎，向下至骶管，与椎间盘及椎体上、下缘紧密相连，能限制脊柱过度前屈。

（3）**黄韧带**　椎管内连接两相邻椎弓板间的韧带，能限制脊柱过度前屈，并能维持脊柱于直立位。（见图6-2）

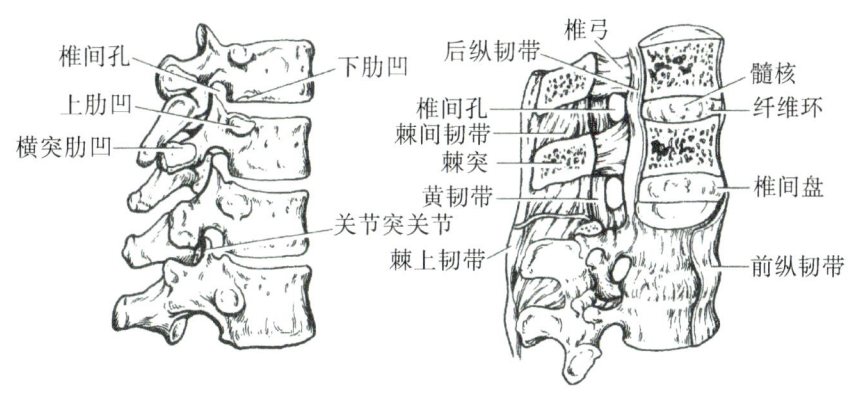

图6-2　椎骨间的连结

引自柏树令．系统解剖学（第2版）[M]．北京：人民卫生出版社，2010．

5. 脊柱的整体观

成人男性脊柱长约 70 cm，女性略短。站立位时由于椎间盘被挤压，故脊柱站立位时比静卧时短约 2～3 cm。从前面观察，脊柱的椎体由上到下依次加宽，到第二骶椎最宽，这与承受的重力不断增加有关，而从骶骨耳状面以下，由于重力经髋关节传至下肢骨，椎体不负重，故体积逐渐减小。从后面观察，椎骨的棘突连贯形成一条纵嵴，它的两侧各有一条纵行的脊椎沟。从侧面观察，成人的脊柱呈 S 形，有颈、胸、腰、骶四个生理性弯曲。颈曲和腰曲凸向前，胸曲和骶曲凸向后。脊柱的这些弯曲增加了脊柱的弹性，对于稳定重心和减轻震荡有重要价值。如果这些弯曲过大或者过小，身体就很难维持平衡，并会出现姿势的异常。此外，胸曲和腰曲扩大了胸腔和盆腔的容积。（见图 6-3）

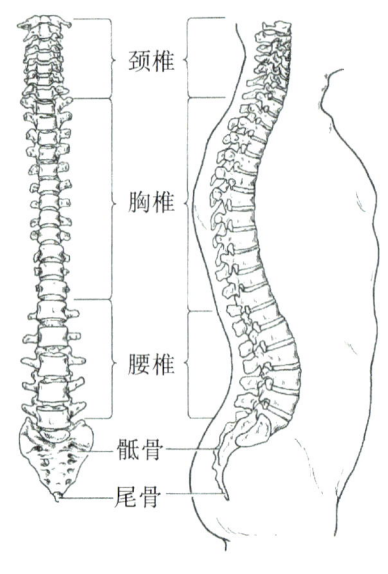

图 6-3　脊柱

引自柏树令. 系统解剖学（第 2 版）[M]. 北京：人民卫生出版社，2010.

6. 脊柱的运动节段和运动

脊柱的运动节段（又名功能单位）是脊柱的最小功能单元，包括两个邻近的椎骨及其间的软组织。两个相邻的椎体、椎间盘和前纵韧带组成运动节段的前部相应的椎弓、关节突关节、横突、棘突和各种韧带组成运动节段的后部。运动节段的前部主要是为了承担和传递负荷，而后部控制运动节段的运动。运动节段的任何环节异常都将导致整个运动链的活动障碍。

每一节椎体都有六个自由度，即横轴、矢状轴和纵轴的平移和旋转。由于两个椎体间的运动幅度很小，脊柱的运动一般都是许多节段的联合运动，称之为偶联运动。影响躯体偶联运动的骨性结构有胸廓和骨盆。胸廓限制胸椎的运动，而骨盆则通过倾斜增加躯干的运动。脊柱各部位的运动性质和范围主要取决于椎间盘的厚度、关节突关节的形状和方向以及韧带的位置和厚度等，同时也与年龄、性别和锻炼有关。

当脊柱前屈时，前纵韧带松弛，椎间盘前部受压，当到达运动极限时，后纵韧带、黄韧带、棘间和棘上韧带以及椎间盘的后部纤维都处于高度绷紧状态，椎弓板之间的间隙扩大，与此同时下关节突上滑到上关节突的上方。一般认为，背部伸肌张力是防止脊柱过度前屈的主要力量。前屈运动的幅度以颈椎最大。后仰运动因前纵韧带的张力和上、下棘突的抵触而受到限制。后仰以颈、腰二段比较自如。胸椎受限制明显的原因是椎间盘较薄以及胸廓骨骼和肌肉的影响等。脊柱侧屈时，椎间盘侧部受压，对侧拮抗肌的肌张力和周围韧带限制了侧屈运动的幅度。侧屈动作多同时伴有旋转。脊柱各部位虽都能侧屈，但以颈椎和腰椎活动范围最大。

7. 脊柱的负荷

脊柱的负荷主要来自体重、肌肉收缩力、韧带产生的预应力和体外的负荷。人在放松直立位时，椎间盘压力主要来自于椎间盘内压、被测部位以上的体重和作用在该运动节段的肌肉应力。躯干屈曲时椎间盘的压应力和拉应力均增加旋转时还增加了扭转负荷。腰椎是脊柱的主要承重部位。腰椎负荷与体位有关，如放松坐位高于放松直立位，无支撑坐位高于有支撑坐位。仰卧位时由于没有体重产生的负荷，脊柱承载最小。仰卧位双膝关节伸直时腰大肌可以在腰椎上产生一些负荷。当髋和膝关节屈曲并有支撑时，由于腰肌放松使腰椎前凸变直，负荷减轻，牵引下负荷可以进一步减小。提物时，物体重心与脊柱运动中心的距离越短，脊柱负荷越小。当持物同时弯腰时，所持物体的重量与身体上半身重量所产生的弯曲力矩使椎间盘弯曲，脊柱的负荷增加。所以，弯腰持物比下蹲直立位持物脊柱所受的负荷大得多。

8. 脊柱的稳定性

脊柱的稳定结构分为：内在稳定结构即组成脊椎自身的各个结构，支持脊柱稳定的结构包括相邻椎骨及其连接结构（椎间盘、小关节囊及韧带）；外在稳定结构即神经肌肉系统。脊柱的稳定性及其影响因素根据不同节段的解剖学及生物力学特点而各具特殊性。当肌肉疲劳或力量不足以适应负荷时，外在稳定结构受损，就只有靠内在稳定结构即韧带的拉力和椎间盘的撑张力来维持脊柱的稳定性。然而，韧带对脊柱的稳定作用非常有限，若遇到姿势不当或外来暴力的情况，很容易使脊柱发生错动。

（二）脊柱系统疾病的悬吊治疗应用

1. 颈椎病

（1）仰卧位治疗

① 放松治疗。

【悬吊方式】

体位：仰卧位，双手自然放于体侧。
连接点：中分带及弹力绳连接头部。
悬吊点：位于连接点的正上方。
运动点：颈部。
用绳：中分带（1条）及弹力绳（2条）。

【动作要领】

治疗师帮助患者固定头部中分带，让患者自行做颈椎向后伸展、侧屈及旋转动作（见图6-4至图6-6）。

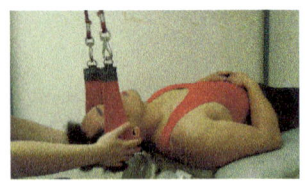 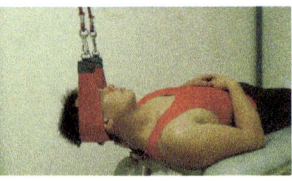 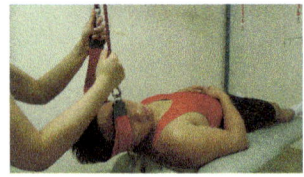

图6-4 后伸展放松治疗　　图6-5 侧屈放松治疗　　图6-6 旋转放松治疗

第六章 骨骼肌肉系统疾病悬吊治疗临床应用

【治疗要领】

颈椎病患者颈部均存在不同程度的生物力学失衡。肌肉收缩不协调及肌群力量薄弱是导致其生物力学失衡的主要原因，表现为胸大肌、胸小肌、背阔肌、肩胛提肌、斜方肌上束、胸锁乳突肌、斜角肌等胸前下部和颈背后上部肌肉缩短及紧张，菱形肌、斜方肌中下束、前锯肌、深层颈屈肌等背后下部和颈前上部肌肉被拉长及无力，导致头部前倾，颈椎生理弧度减少或消失。患者在悬吊状态下颈部浅、深层肌肉得到放松，可充分进行自我肌肉牵拉、放松，从而为力学调整打下良好基础。

② 手法治疗。

【悬吊方式】

同上。

【动作要领】

● 患者颈部中立位放置，治疗师将右手除拇指外，余四指置于颈部中段，缓慢引导患者后仰颈椎（见图6-7）。

● 患者在仰卧位状态下颈椎回缩并向后伸展、侧屈及旋转。在伸展动作中，治疗师必须用手将中分带固定于患者头部避免滑动，在终末端做牵伸手法（见图6-8）。

● 患者颈椎行侧屈旋转，并保持此姿势，治疗师一只手向下拉扯侧屈方向弹力绳，另一只手拇指做胸锁乳突肌的推揉、弹拨（见图6-9）。

【治疗要领】

治疗师在患者颈部悬吊状态下，进行被动手法治疗，牵拉紧张的肌肉，使患者颈部肌肉完全放松，解除疼痛保护性姿势及不良习惯引起的肌肉痉挛，减少神经肌肉刺激从而缓解疼痛。

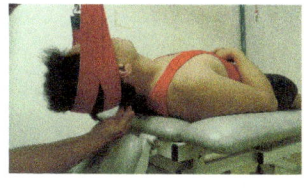   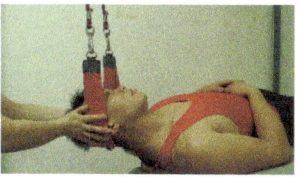   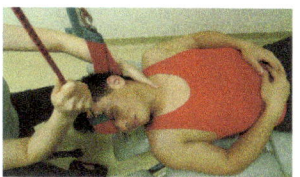

图6-7 下压后仰颈椎　　图6-8 终末端牵伸手法　　图6-9 推拨胸锁乳突肌

(2) 俯卧位治疗　患者处于俯卧位时，主要行手法治疗。需注意，要先行颈背肌肉放松治疗后，再行手法治疗。

【悬吊方式】

体位：俯卧位，双手自然放于体侧。

连接点：中分带及弹力绳连接头部，宽悬带及弹力绳连接骨盆处，胸部悬带及实心绳连接胸部及双侧手臂、窄悬带及实心绳连接膝关节，握具及实心绳连接踝关节。

悬吊点：位于连接点正上方。

运动点：颈椎段、胸椎段。

用绳：中分带（1条）、宽悬带（1条）、窄悬带（3条）、胸部悬带（1条）、弹力绳（6条）、握具（2个）及实心绳（4条）。

【动作要领】

治疗师一手四指置于后发际，掌心固定颈部，另一只手自胸椎段向上逐一按压各椎体棘突。（见图6-10和图6-11）

【治疗要领】

颈椎病患者常常因姿势异常导致头颈部和肩背部肌肉紧张，颈椎生理曲度变小甚至消失，影响各关节功能活动。治疗师利用患者头部和胸椎段的弹力绳从胸椎段开始，固定上位椎体，活动下位椎体，促进椎体之间的松动，使相关肌肉松弛，从而恢复脊柱生理曲度，减少生理曲度改变而造成的不良反应。

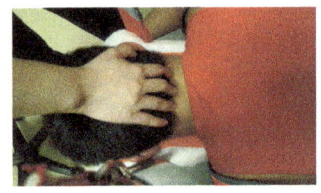

图6-10　俯卧位颈椎手法治疗局部手势

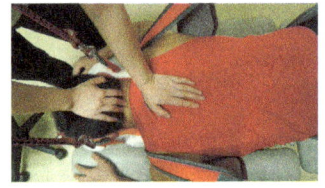

图6-11　俯卧位颈椎手法治疗椎体松动

(3) 坐位治疗　患者处于坐位时，主要行手法治疗。需注意，要先行颈背肌肉放松治疗后，再行手法治疗。

【悬吊方式】

体位：患者坐位，双臂抱拢，俯趴于悬吊带上。
连接点：宽悬带及弹力绳连接双上臂。
悬吊点：位于连接点正上方。
运动点：颈椎段、胸椎段。
用绳：宽悬带（1条）及弹力绳（1条）。

【动作要领】

● 治疗师一手抓住弹力绳，手臂臂弯固定患者额部，另一只手拇指固定患者胸椎棘突旁。（见图6-12）

● 治疗师借助身体力量，自胸椎段至颈椎段向上，逐一下压并向侧方旋转固定的棘突。行手法治疗时，注意保持被固定棘突的椎体以下保持不动。（见图6-13）

【治疗要领】

治疗师按压棘突，活动关节突和钩椎关节，使其于关节解剖限制位，以修正颈椎失调的力线，同时也通过手法对关节周围韧带和关节囊进行牵拉刺激，增加周围软组织紧张性、回弹性，以重新调整关节位置，尤其是对关节错缝和交锁、滑膜嵌顿所致的力线失调更为适宜。

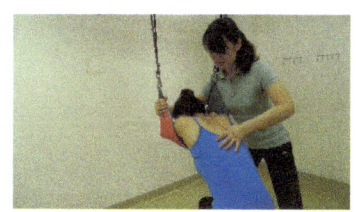

图6-12 坐位颈椎手法治疗
——起始位

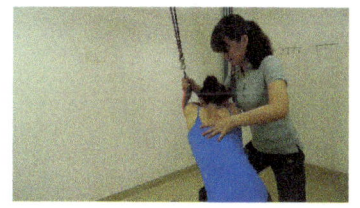

图6-13 坐位颈椎手法治疗
——椎体旋转

2. 腰椎间盘突出症

（1）仰卧位治疗

① 1个 power sling 下治疗。

放松治疗

【动作要领】(见图6-14)

体位:仰卧位,双手自然放于体侧或置于胸前。

连接点:宽悬带及弹力绳连接骨盆处,在同一个power sling上使用窄悬带及实心绳连接两侧膝关节,握具及实心绳连接踝关节。

悬吊点:骨盆处连接点位于正上方,膝关节及踝关节连接点位于头侧,保持髋关节和膝关节至少屈曲45°以上。

运动点:腰椎段。

用绳:宽悬带(1条)、窄悬带(2条)、握具(2个)、弹力绳(2条)、实心绳(4条)。

【动作要领】(见图6-15)

● 降低治疗床高度,使患者腰部悬空。
● 在此体位下,患者自行摇摆下肢,放松肌肉,改善腰椎关节的活动度。

【治疗要领】

腰椎间盘突出症多表现为腰椎生理曲度改变,腰痛,活动度下降,下肢放射痛、麻木,肌力下降,主要是由于突出的髓核对邻近组织造成机械性刺激与压迫所致。采用屈髋屈膝体位悬吊治疗,可以增大椎体后缘间隙,使椎间孔增大,缓解髓核对神经根的压迫,从而缓解疼痛。双下肢轻松的左右摆动可以放松腰椎两侧肌肉,改善血液循环。

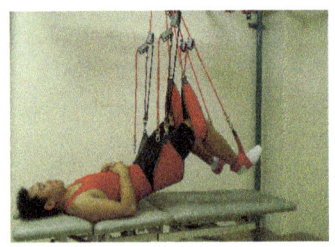

图6-14 仰卧位腰椎中立位(1个 power sling)——起始位

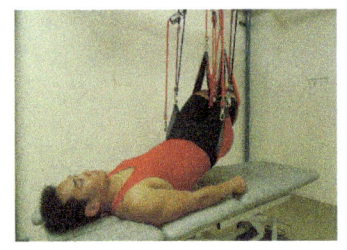

图6-15 仰卧位腰椎中立位(1个 power sling)放松治疗——侧摆

第六章 骨骼肌肉系统疾病悬吊治疗临床应用

手法治疗

【悬吊方式】

同上。

【动作要领】

治疗师站于病人健侧，一手置于病变腰椎间盘上椎体棘突，另一只手置于大腿，摇摆下肢。（见图6-16和图6-17）

【治疗要领】

在完全放松体位下，固定突出节段上位椎体，并通过摆动下肢，以最大限度地活动下位椎体，使病变椎间隙打开至最大。

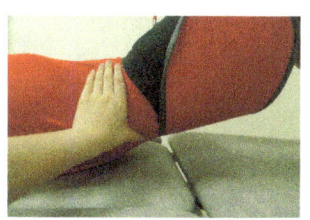

图6-16 仰卧位腰椎中立位手法治疗——局部手势图

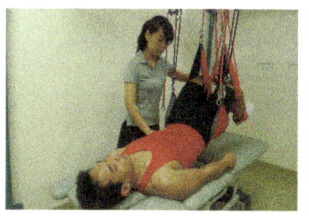

图6-17 仰卧位腰椎中立位手法治疗

② 2个 power sling 下治疗。

放松治疗

【悬吊方式】（见图6-18）

体位：仰卧位，双手自然放于体侧或置于胸前。

连接点：宽悬带及弹力绳连接骨盆处，窄悬带及弹力绳连接小腿处，握具及弹力绳连接脚踝。

悬吊点：骨盆处连接点位于正上方，膝关节及踝关节连接点位于脚侧，保持髋关节和膝关节至少屈曲45°以上。

运动点：腰椎段。

用绳：宽悬带（1条）、窄悬带（2条）、握具（2个）、弹力绳（6条）。

【动作要领】（见图6-19）

- 降低治疗台高度使患者悬空。
- 患者自行摇摆下肢，放松腰部肌肉，改善腰椎关节活动度。

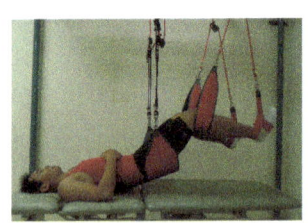

图6-18 仰卧位腰椎中立位（2个 power sling）——起始位

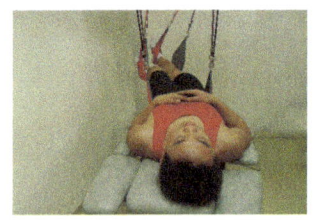

图6-19 仰卧位腰椎中立位（2个 power sling）放松治疗——侧摆

【治疗要领】

膝关节处悬吊点方向位于尾侧，而骨盆处悬吊点位于正上方，起到牵拉腰部肌肉及椎体，扩大椎间隙的作用。同时在此基础上进行自我摆动，以放松肌肉，改善局部血液循环。

手法治疗

【悬吊方式】

同上。

【动作要领】（见图6-20）

治疗师一手置于病变腰椎间盘上椎体棘突，另一只手置于大腿，摇摆下肢。

【治疗要领】

此手法治疗的目的是在自身重量牵拉腰部肌肉及椎体，扩大椎间隙的基础上，固定病变腰椎间盘上椎体棘突，并利用惯性摆动下肢，最大限度地活动下椎体，使病变椎间隙打开至最大，改变突出的髓核同神经根的位置关系，从而缓解压迫。规律的摆动可以调节椎间盘内的压力分布，通过椎间盘的自稳特性，促进髓核的还纳。

（2）俯卧位治疗

① 基本治疗。

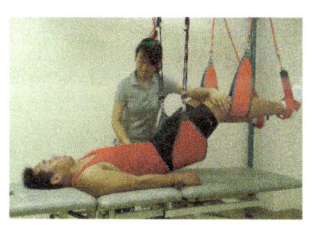
图6-20 仰卧位腰椎中立位手法治疗

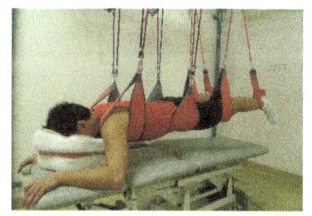
图6-21 俯卧位腰椎中立位—起始位

放松治疗

【悬吊方式】（见图6-21）

体位：俯卧位，头部下置枕头，使其与躯干、下肢处于同一水平。

连接点：宽悬带及弹力绳连接骨盆处，胸部悬带及实心绳连接双侧肩关节，窄悬带及实心绳连接大腿远端，握具及实心绳连接踝关节。

悬吊点：均置于连接点正上方。

运动点：腰椎段。

用绳：宽悬带（1条）、窄悬带（2条）、胸部悬带（1条）、握具（2个）、弹力绳（2条）、实心绳（6条）。

【动作要领】

● 可在腹部下放置气垫避免腰部脊柱的过度前凸。
● 患者自行摆动腰部，放松肌肉，改善腰椎关节活动度。

手法治疗

【悬吊方式】

同上。

【动作要领】

● 治疗师站在患者一侧，双手分别抓住骨盆处悬吊绳，双手交替上下摆动，促进腰椎椎体旋转。（见图6-22）
● 治疗师一手虎口置于病变腰椎间盘上椎体棘突旁，另一只手摆动下肢，促使椎间隙向一侧展开。（见图6-23）
● 治疗师双手交叠，掌根置于病变腰椎间盘上椎体棘突旁，左右摆动腰部，

至下肢随之摆动。（见图 6 – 24 和图 6 – 25）

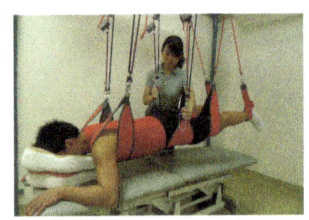

图 6 – 22　俯卧位腰椎中立位手法
　　　　　治疗——椎体旋转

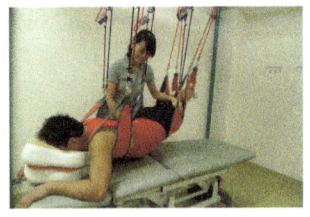

图 6 – 23　俯卧位腰椎中立位手法
　　　　　治疗——腰椎侧摆

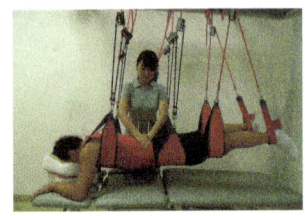

图 6 – 24　俯卧位腰椎中立位手法治疗
　　　　　——掌根固定起始位

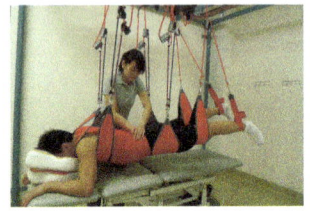

图 6 – 25　俯卧位腰椎中立位手法治疗
　　　　　——掌根固定摆动位

【治疗要领】

治疗师利用骨盆处弹力绳，上下摆动，以促进腰椎椎体左右旋转；用虎口或掌根固定病变腰椎间盘上椎体棘突旁，利用惯性摆动下肢，最大限度地活动下位椎体，使病变椎间隙打开至最大，让突出的髓核慢慢回纳。此动作的主要目的是调整椎体前缘、后缘的间隙和压力，扩大两侧椎间隙，改善椎体间小关节的位置关系。

② 纵向牵拉。

【悬吊方式】

体位：俯卧位，双手自然放于体侧。

连接点：中分带及实心绳连接头部，宽悬带及弹力绳连接骨盆处，胸部悬带及实心绳连接胸部，窄悬带及实心绳连接双侧手臂、大腿远端，握具及实心绳连接踝关节。

悬吊点：均置于连接点正上方。

运动点：脊柱。

用绳：中分带（1条）、宽悬带（1条）、胸部悬带（1条）、握具（2个）、窄悬带（4条）、弹力绳（2条）、实心绳（9条）。

【动作要领】

● 嘱患者放松后，治疗师双手分别抓住脚踝，左右摆动其双下肢，使其呈"S"型摆动。（见图6-26）

● 治疗师双手分别抓住患者脚踝，向前推其身体，使身体呈钟摆样运动并在身体运动致轨迹最低点时给予一定向后的拉力，以促使椎体间隙打开至最大，再如此反复操作。（见图6-27）

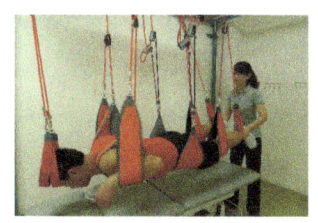

图6-26　俯卧位腰椎手法治疗
　　　　——左右摆动

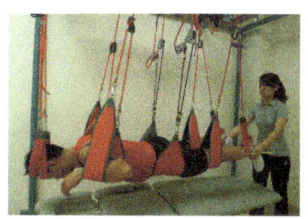

图6-27　俯卧位腰椎手法治疗
　　　　——纵向牵拉

【治疗要领】

摇头摆尾手法是通过治疗师在患者肢体远端给予一定摆动力，以促使患者整条脊柱呈S样律动，如此，脊柱每个椎体都互相有一个左右平行滑动的过程，从而达到放松整个脊柱、增加关节活动度的目的。前后摆动手法是通过治疗师在患者身体纵向摆动时，给予一个反向的牵拉，起到类心牵引的效果。如此反复，脊柱每个椎体之间都受到牵拉刺激，以扩大椎体间隙。

（3）侧卧位治疗　患者处于侧卧位时，主要行手法治疗。需注意，要先行腰背肌肉放松治疗后，再行手法治疗。

【悬吊方式】（见图6-28）

体位：侧卧位，头部下置枕头或枕于手臂上，另一只手臂放于前胸处。
连接点：宽悬带及弹力绳连接骨盆处，窄悬带及实心绳连接膝关节处。
悬吊点：位于连接点的头侧，与腰椎椎体延长线呈90°。
运动点：腰椎段。

用绳：宽悬带（1条）、窄悬带（1条）、弹力绳（2条）、实心绳（2条）。

【动作要领】

● 降低治疗床，使患者骨盆处悬空。

● 治疗师一手拇指固定在患者病变腰椎间盘上椎体棘突上，另一手摆动下肢，以扩大椎间隙至最大。（见图6-29）

【治疗要领】

此手法治疗的目的是在自身重量牵拉腰部肌肉及椎体，扩大椎间隙的基础上，固定病变腰椎间盘上位椎体棘突，并利用惯性摆动下肢，以最大限度地活动下位椎体改善椎间隙，改变髓核内的压力分布。同时，在侧卧位状态下，需核心肌群协助，方可保持脊柱稳定性，长时间在侧卧位下行手法治疗，可锻炼核心肌群。

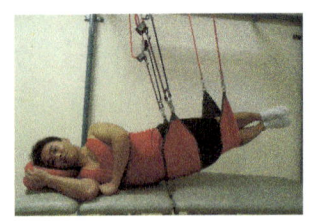 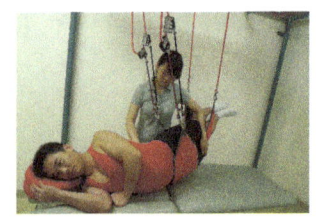

图6-28 侧卧位腰椎手法治疗——起始位　　图6-29 侧位腰椎手法治疗——向后伸展

3. 脊柱侧弯（C形侧凸）（见图6-30）

本部分主要介绍患者处于侧卧位时的放松治疗。

【悬吊方式】

体位：侧卧位，凸面在下，头部下置枕头或枕于手臂上，另一只手臂放于前胸处。

连接点：宽悬带及弹力绳连接骨盆处。

悬吊点：位于连接点正上方。

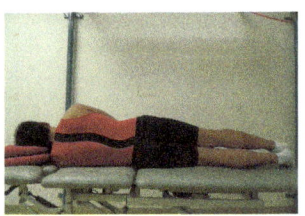

图6-30 脊柱侧弯（C型）侧凸图

运动点：侧凸段椎体。

用绳：宽悬带（1条）、弹力绳（2条）。

【动作要领】

● 降低治疗床，使患者骨盆处悬空，肩膀及下肢为附着点贴于治疗床，从而让侧凸面肌肉得到最大的伸展。（见图6-31）

● 在侧凸处加一泡沫轴。（见图6-32）

【治疗要领】

脊柱侧弯（C型）通常表现为凸侧肌肉拉长、松弛，凹侧肌肉短缩、紧张。通过悬吊，使患者腰部肌肉得到放松，宽悬带又可以保护躯干的侧卧位平衡，在此基础上，放置泡沫轴稳定支点，则可通过反向力学调整骨性侧凸。

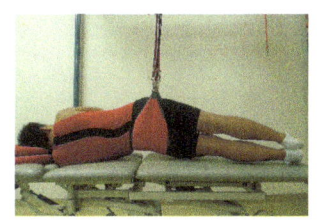

图6-31 脊柱侧弯（C型）悬吊牵拉治疗

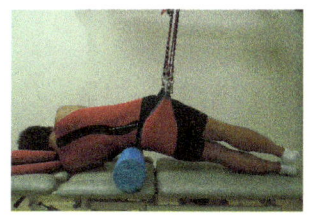

图6-32 脊柱侧弯（C型）悬吊治疗——泡沫轴

二、上肢骨骼肌肉疾病悬吊治疗临床应用

（一）肩关节解剖和生物力学特点

肩关节是上肢与躯干的连接部位，并通过与肘关节的连接使手定位并有效发挥其功能。狭义的肩关节指的是盂肱关节，广义的肩关节还包括胸锁关节、肩锁关节、肩胛胸壁关节。这些关节通过肌肉结构使肩成为人体运动范围最大、最灵活的关节。

1. 骨性结构

肩胛骨为三角形扁骨，介于第2～7肋之间，有前、后两面，三个缘（上缘、外侧缘、内侧缘）和三个角（上角、下角、外侧角）。肩胛骨的后面有一横嵴，称肩胛冈。肩胛冈的前外侧端有一向前外伸展的突起，为肩峰，与锁骨的外侧端相关节。肩胛骨的上缘外侧有一弯曲的指状突起称喙突。外侧角和外侧缘会合处，朝向

侧方的梨形浅窝为关节盂。(见图6-33)

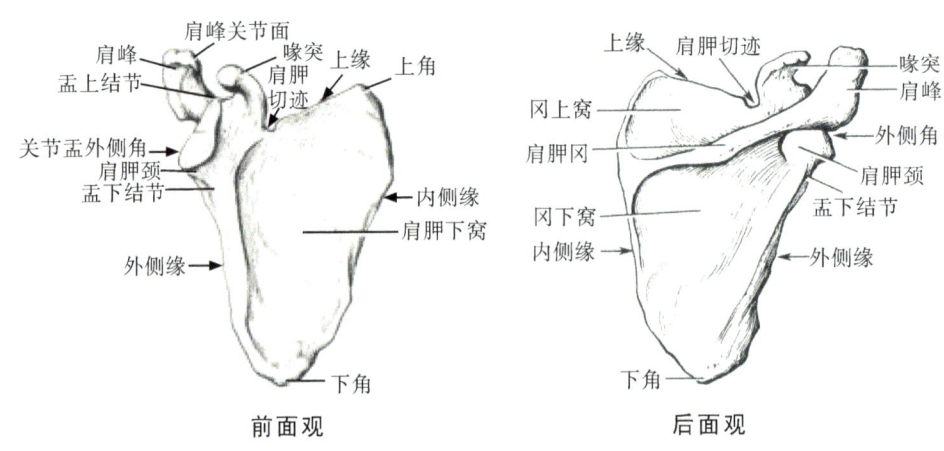

图6-33 肩胛骨
引自柏树令. 系统解剖学 (第2版) [M]. 北京：人民卫生出版社, 2010.

锁骨在冠状面上略呈"～"形弯曲, 横架于胸廓前上方。它的内侧2/3凸弯向前, 呈三菱形, 外侧1/3凸弯向后, 扁平。锁骨在肩部起支撑作用, 优化盂肱关节的活动范围。(见图6-34)

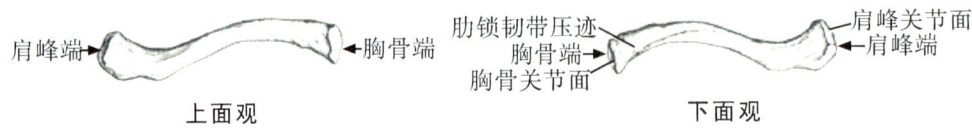

图6-34 锁骨
引自柏树令. 系统解剖学 (第2版) [M]. 北京：人民卫生出版社, 2010.

肱骨的球形头与肩胛骨的关节盂构成关节, 肱骨头的半径平均为2.25 cm。头周围的环状浅沟为解剖颈。肱骨上端与体交界处较细, 称外科颈, 易发生骨折。

盂肱关节由肱骨头与肩胛骨的关节盂构成, 肱骨头的关节面约是肩胛盂关节面的4倍, 且盂肱关节的关节囊非常松弛, 周围的韧带少而弱, 使得肩部能在很大范围内运动。胸锁关节是唯一一个将肩部复合体和中轴骨直接连接起来的关节。肩锁

关节位于锁骨外侧端与肩峰端,承受着由胸部肌组织向上肢传递的负荷。(见图 6-35)

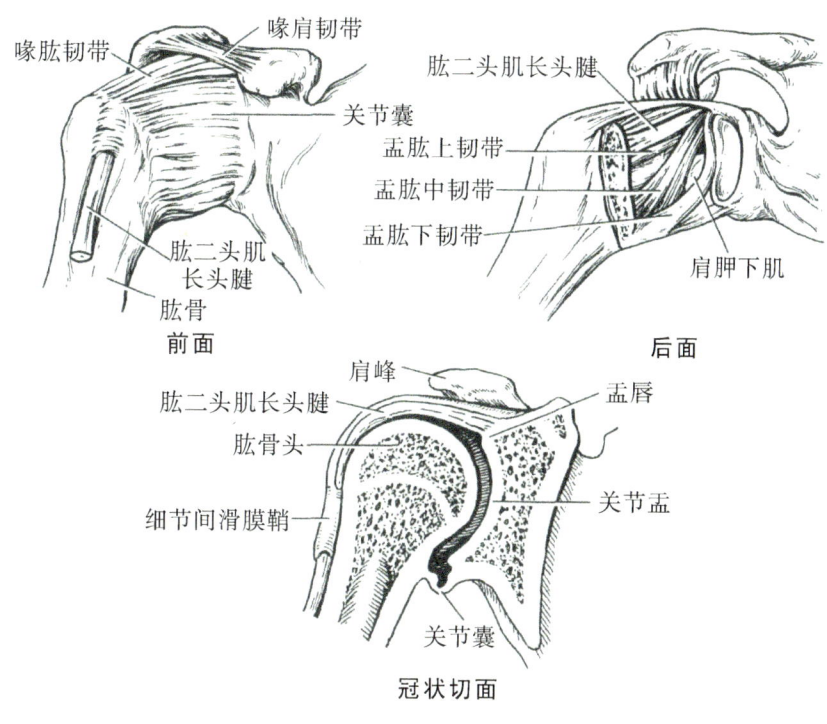

图 6-35 肩关节

引自柏树令. 系统解剖学(第2版)[M]. 北京:人民卫生出版社,2010.

2. 肌肉

肩部肌肉可以认为是分层分布的,最外层由三角肌和胸大肌组成。三角肌有三个头,分别起自锁骨的外侧端、肩峰和肩胛冈,肌束从前、外、后包裹肩关节,止于肱骨体的三角肌粗隆,形成了肩部的圆形轮廓。三角肌的前头主要作用是使上臂前屈和旋内,中头使上臂外展,后头使上臂后伸及旋外。胸大肌的主要作用是使上臂内收和旋内。位于外层下的是旋转腱袖肌群包括冈上肌、冈下肌、肩胛下肌和小圆肌。这四块肌肉主要是使上臂外展和旋转,并且通过被动肌张力和动态收缩起到稳定盂肱关节的作用。肱二头肌也参与了肩部的活动，它由两个头组成，它的长头腱位于盂肱关节内，主要作用是使肱骨头压低。（见图6-36和图6-37）

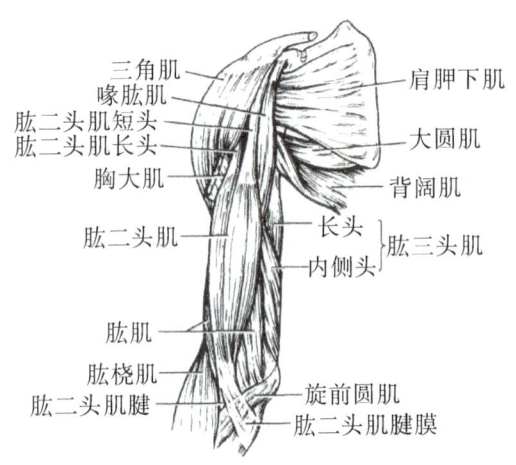

图7-36 肩及臂前群肌

引自柏树令. 系统解剖学（第2版）[M]. 北京：人民卫生出版社，2010.

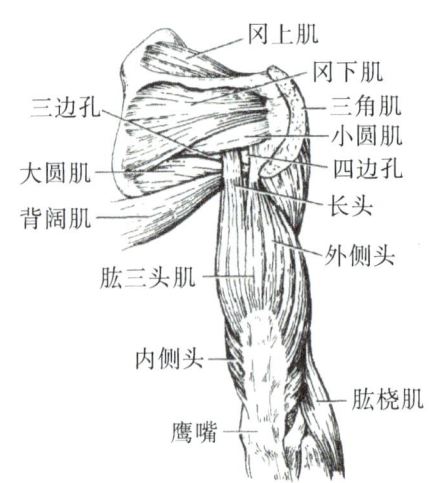

图7-37 肩及臂后群肌

引自柏树令. 系统解剖学（第2版）[M]. 北京：人民卫生出版社，2010.

3. 肩关节的运动和负荷

肩关节可做三轴运动，即绕冠状轴作屈、伸运动，绕矢状轴作收、展，绕垂直轴作旋内、旋外。整个肩关节的活动范围超过了人体上任何其他一个关节的活动度，上臂可外展上举近180°，旋内、外活动范围加起来大于150°，屈伸总和近170°。这么大的运动范围是盂肱关节、胸锁关节、肩锁关节及肩胛胸壁关节的运动范围综合在一起达到的。其中主要的运动是发生在盂肱关节及肩胛胸壁关节上，在运动范围的极限部分，胸锁关节的运动也非常重要。盂肱关节在手臂伸直及肩外展时承受大约相等于体重一半的应力，这一数值充分说明了既往认为肩关节属"非负重关节"是不正确的。在肩关节中，盂肱关节是承受应力的主要关节。

4. 肩关节的稳定性

肩关节的稳定结构包括两部分：① 静力稳定结构：软组织、喙肩韧带、盂肱韧带、关节囊以及关节面的相互接触、肩胛骨的倾斜和关节内压力；② 动力稳定结构：肌肉及肌腱，主要包括肩袖、肱二头肌及三角肌。静态与动态稳定结构的作用相互关联，在静态稳定结构中盂肱韧带和喙肱韧带的作用相对大些，在动态稳定结构中肱二头肌及肩袖肌肉的作用更重要。当肱骨头移位较小时，动态稳定结构起主要作用；当肱骨头移位较小时，静态稳定结构起主要作用。

狭义的肩关节指的是盂肱关节，广义的肩关节还包括胸锁关节、肩锁关节、肩胛胸壁关节。这些关节通过肌肉结构使得肩成为人体运动范围最大、最灵活的关节。

（二）肘关节解剖和生物力学特点

肘关节是前臂和上臂的机械性连接，由肱骨下端与尺、桡骨上端所组成，包括三个关节，即肱尺关节、肱桡关节和桡尺近侧关节。

1. 骨性结构

肱骨远端前后位扁平，有两个关节面即滑车和小头。滑车关节面的上方有三个凹陷，前面的冠突窝和桡窝，屈肘时容纳冠状突和桡骨头；后面为鹰嘴窝，伸肘时容纳鹰嘴突，它比冠突窝深，使完全伸肘成为可能，并可轻度过伸。（见图6-38）桡骨近端包括桡骨头、桡骨颈和桡骨结节。桡骨头呈椭圆形，头上的关节凹与肱骨小头相关节，头周围的环状关节面与尺骨相关节。尺骨上端较粗大，前面有一半圆形的深凹为滑车切迹，切迹的前下方和后上方分别有一突起，为冠状突与鹰嘴。（见图6-39）

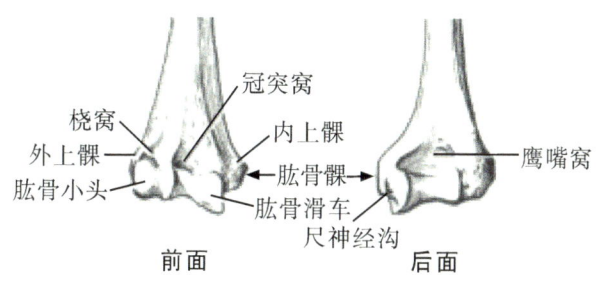

图6-38 肱骨远端

引自柏树令. 系统解剖学（第2版）[M]. 北京：人民卫生出版社，2010.

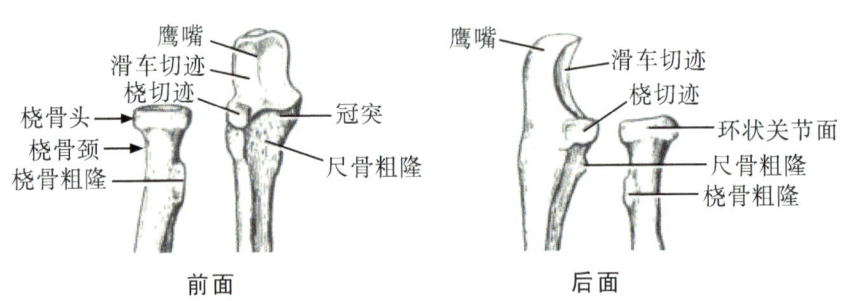

图6-39 桡骨和尺骨近端

引自柏树令. 系统解剖学（第2版）[M]. 北京：人民卫生出版社，2010.

2. 关节囊及韧带

肘关节的关节囊在前、后分别附着于冠突窝的上缘和鹰嘴窝的上缘，两侧附于内、外上髁的下方和半月切迹的两侧，外侧附于环状韧带。关节囊的前、后壁薄而松弛，又称为肘关节前、后韧带。尺侧副韧带位于关节囊的尺侧，起于肱骨内上髁，止于尺骨滑车切迹内侧缘。桡侧副韧带起于肱骨外上髁，止于桡骨环状韧带。环状韧带围绕桡骨头附于尺骨上端桡骨切迹的前后缘，对维持桡骨头的位置有重要作用。（见图6-40）

3. 肌肉

屈肘关节的肌肉主要有肱肌、肱桡肌及肱二头肌。肱肌起于肱骨下半的前面，止于尺骨粗隆。肱桡肌起于肱骨外上髁上方，向下止于桡骨茎突。肱二头肌长头起于肩胛骨的盂上结节，短头起自喙突，两头汇合后止于桡骨粗隆。当前臂处于旋前位时，肱二头肌能使其旋后。伸肘关节的肌肉主要有肱三头肌、肘肌。肱三头肌长头起自肩胛骨盂下结节，外侧头起自桡神经沟上方肱骨外侧边缘，内侧头起于桡神经沟以下的骨面，三个头汇合为一个肌腱，止于尺骨鹰嘴。肘肌起自外上髁，止于尺骨上端的外侧面。（见图6-38和图6-39）

4. 肘关节的运动和负荷

肘关节类似于一个真正的铰链关节，主要运动形式为屈伸，发生在肱尺关节和肱桡关节，正常范围为0°～146°，功能范围为30°～130°。此外，桡尺近侧关节能

第六章 骨骼肌肉系统疾病悬吊治疗临床应用

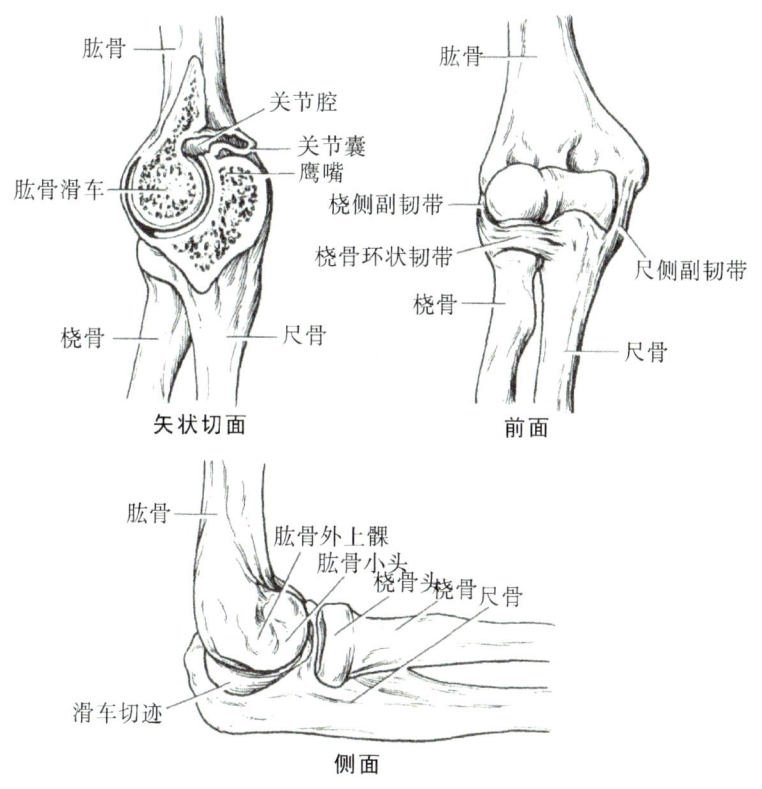

图 6-40 肘关节

引自柏树令. 系统解剖学（第 2 版）[M]. 北京：人民卫生出版社，2010.

使前臂旋前和旋后，旋前为 70°，旋后为 80°，大多数活动的功能范围为旋前 50°、旋后 50°。肘关节所受到的力随不同状态而异，在伸肘位，屈肘肌做最大等长收缩时，关节受到的总负荷（即关节接触力）相当于体重的 2~3 倍。通过比较伸肘与屈肘时的关节力，发现关节在伸肘时的负荷比屈肘时要大，主要是因为伸肘肌的力臂短于屈肘肌，当前臂的重力不变时，伸肘肌需要发挥更大的作用才能达到平衡。

5. 提携角

伸肘位，肱骨干轴线与前臂的轴线不在一条直线上，形成的夹角为提携角（又名携带角）。男性为 10°~15°，女性为 20°~25°。其构成是由解剖结构上的特点所决定的，滑车的桡侧缘比尺侧缘高 6 mm，且滑车关节面倾斜，为了与滑车关节面相接合，鹰嘴半月切迹的关节面也倾斜。由于肱尺关节面的倾斜，在伸肘位时产生了提携角，比正常范围大时为肘外翻，比正常范围小时为内翻。

6. 肘关节的稳定性

为了保证在肘部活动范围增加的同时稳定有力，双足哺乳类动物在进化过程中发生了许多结构性的改变，如滑车前倾、滑车切迹加深、冠状突明显突出、滑车切迹嵴与滑车沟紧密咬合等。肘关节的稳定性主要取决于肱尺关节，它不仅保持了前、后稳定，也提供了旋转稳定。Heim 将肘关节归结为一个由前、后、内、外四柱结构组成的一个完整的稳定环。前柱由尺骨冠突、前关节囊和肱二头肌组成，后柱由尺骨鹰嘴、后关节囊和肱三头肌组成，内侧柱由内侧副韧带、尺骨鹰嘴内侧 1/2 和肱骨内侧髁组成，外侧柱由桡骨头、外侧副韧带复合体、肱骨小头组成。其中任何一柱的损伤都将导致肘关节的不稳定。

（三）肩肘关节疾病悬吊治疗应用

1. 肩关节周围炎

（1）放松治疗
① 肩关节水平内收外展。

【悬吊方式】

体位：站立位。
连接点：握具及实心绳连接手部。
悬吊点：肩前屈 90°保持水平，悬吊点位于连接点正上方。
运动点：肩关节。
用绳：握具（1 个）、实心绳（1 条）。

【动作要领】

患者患侧手握握具前屈 90°，做肩关节水平内收、外展动作。（见图 6-41 和图 6-42）

第六章 骨骼肌肉系统疾病悬吊治疗临床应用

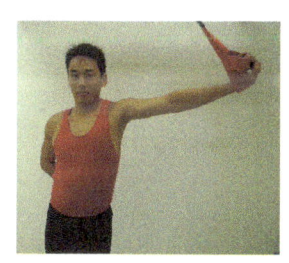
图 6-41 肩周炎放松治疗——水平外展

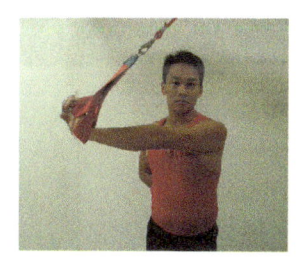
图 6-42 肩周炎放松治疗——水平内收

【治疗要领】

悬吊点位于肩关节正上方，患者在悬吊状态下利用惯性做水平内收、外展动作，以锻炼三角肌、胸大肌、冈上肌。

② 肩关节内收外展。

【悬吊方式】

体位：站立位。

连接点：握具及实心绳连接手部。

悬吊点：肩前屈90°保持水平，悬吊点位于连接点正上方偏向头顶位置。

运动点：肩关节。

用绳：握具（1个）、实心绳（1条）。

【动作要领】（见图6-43和6-44）

患者患侧手握握具位于体侧，做肩关节内收外展动作。

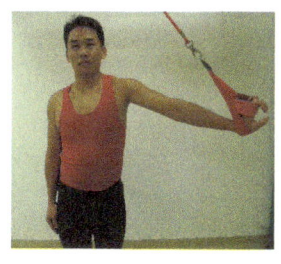
图 6-43 肩周炎放松治疗——外展

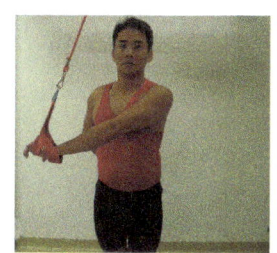
图 6-44 肩周炎放松治疗——内收

【治疗要领】

由于连接点和悬吊点的位置关系，根据力的分解原理，使得肩关节在做内收和外展动作时，上肢对肩关节腔产生挤压作用，可以促使关节液分泌，润滑关节腔，减少摩擦及粘连。同时，利用弧度惯性做内收、外展动作，可以锻炼三角肌、胸大肌、背阔肌等。

③ 肩关节上举内收外展。

【悬吊方式】

体位：坐位。

连接点：窄悬带及实心绳连接手部。

悬吊点：肩前屈90°保持水平，悬吊点位于连接点上方远离头顶位置。

运动点：肩关节。

用绳：握具（1条）、实心绳或弹力绳（1条）。

【动作要领】

患者患侧手握握具，做肩关节上举、内收、外展动作。（见图6-45和图6-46）

【治疗要领】

由于连接点和悬吊点的位置关系，根据力的分解原则，肩关节在内收外展过程中，对肩关节产生牵拉作用的分力，可以减少摩擦及粘连。同时，向下拉拽可对肩部肌肉进行牵拉、锻炼。

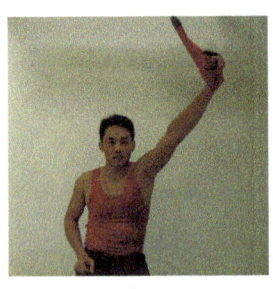 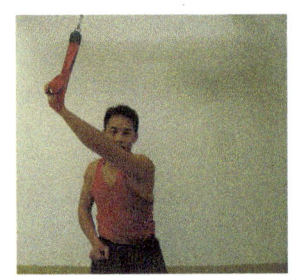

图6-45 肩周炎放松治疗——上举外展　　图6-46 肩周炎放松治疗——上举内收

第六章 骨骼肌肉系统疾病悬吊治疗临床应用

(2) 手法治疗

① 仰卧位。

【悬吊方式】

体位：仰卧位。
连接点：握具及弹力绳连接手部。
悬吊点：位于连接点正上方。
运动点：肩关节。
用绳：握具（1个）、弹力绳（1条）。

【动作要领】

治疗师用手掌稳定肩峰和肩胛冈，另一只手握住患者患侧上臂，做肩关节的全范围活动。（见图6－47）

【治疗要领】

悬吊下，进行肩关节的全范围活动，有利于恢复关节内结构的正常位置或无痛性位置，增强本体感觉反馈。

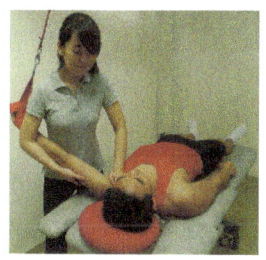

图6－47 仰卧位肩周炎手法治疗
——肩关节松动

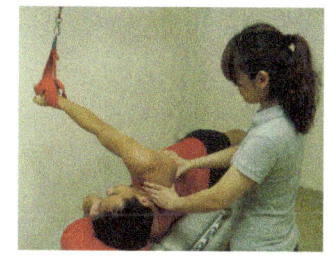

图6－48 侧卧位肩周炎手法治疗
——肩胛松动

② 侧卧位。

【悬吊方式】

体位：侧卧位。
连接点：握具及弹力绳连接手部。
悬吊点：位于连接点正上方。
运动点：肩关节。

用绳：握具（1个）、弹力绳（1条）。

【动作要领】（见图6-48）

治疗师双手置于患侧肩胛处，固定肩胛骨，同时让患者做肩关节各方向的主动活动。

【治疗要领】

患者主动活动，摆动上肢，同时配合治疗师做肩胛骨松动，以纠正肩胛骨异常姿势，显著改善肩关节活动范围。

2. 骨折术后关节活动度障碍

本节内容以肱骨干骨折早期悬吊治疗为例，主要介绍在悬吊下的自我锻炼。

【悬吊方式】

体位：侧卧位。

连接点：窄悬带及弹力绳连接手部，握具及实心绳连接上臂远端。

悬吊点：位于连接点正上方。

运动点：肩关节。

用绳：窄悬带（1条）、握具（1个）、实心绳（1条）、弹力绳（1条）。

【动作要领】

在上肢减重和被保护状态下，患者主动进行肩关节的全范围活动。必要时治疗师可给予辅助。（见图6-49）

【治疗要领】

肱骨干骨折早期以牵拉近端关节，活动远端关节为主。避免骨折术后制动引起的废用综合征。此外，肌肉主动收缩有助于骨痂的生长。

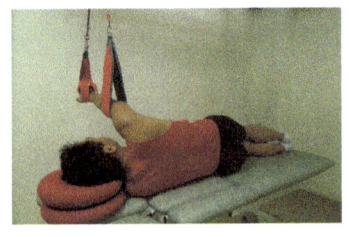

图6-49 侧卧位肱骨干骨折早期自我锻炼

三、下肢骨骼肌肉疾病悬吊治疗临床应用

(一) 膝关节解剖和生物力学特点

膝关节是人体最大、结构组成和功能最复杂的关节，属于滑车关节，是由胫股关节和髌股关节组成的双关节结构，有三个轴向的活动、六个方向的自由度。

1. 骨性结构

构成膝关节的骨骼有股骨下端、胫骨上端和髌骨。股骨的下端有两个向下后方的膨大突起分别为股骨内侧髁和股骨外侧髁，两髁前方的光滑关节面为髌面，与髌骨相接，两髁后方的深窝称髁间窝。(见图 6-50) 胫骨上端膨大，形成内、外侧髁，两髁上面各有一关节面，与股骨髁的关节面相接。胫骨的表面相当平坦，称为胫骨平台，中间有一小隆起称髁间隆起。(见图 6-51) 髌骨是略成三角形的籽骨，上宽下尖，前面粗糙，后面为关节面。(见图 6-52)

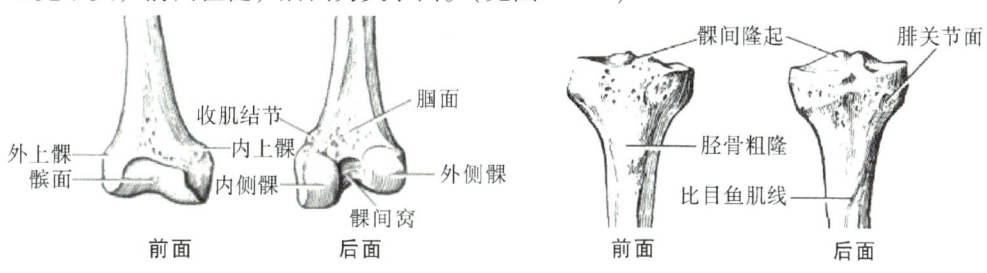

图 6-50　股骨下端　　　　　　　图 6-51　胫骨上端

引自柏树令. 系统解剖学 (第 2 版) [M]. 北京：人民卫生出版社, 2010.　　引自柏树令. 系统解剖学 (第 2 版) [M]. 北京：人民卫生出版社, 2010.

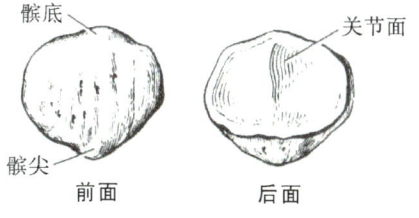

图 6-52　髌骨

引自柏树令. 系统解剖学 (第 2 版) [M]. 北京：人民卫生出版社, 2010.

2. 半月板解剖

半月板位于股骨内、外侧髁和胫骨内、外侧髁的关节面之间，由纤维软骨构成。内侧半月板较大，呈 C 形，前窄后宽，边缘肥厚，越接近中央凹缘越薄。外侧半月板较小，近似 O 形。半月板本身有一定的弹性，受到挤压时可以变形。半月板周围部分血供良好，内侧 80% 无血管供应。外侧半月板直径较小，活动度较大，同时附着于前、后交叉韧带，后方附于股骨内侧髁，还向后附于腘肌，而内侧半月板直径较大，体较窄，不附于任何韧带，并疏松附着于关节囊的内侧，因此，内侧半月板更易受到损伤。（见图 6-53）

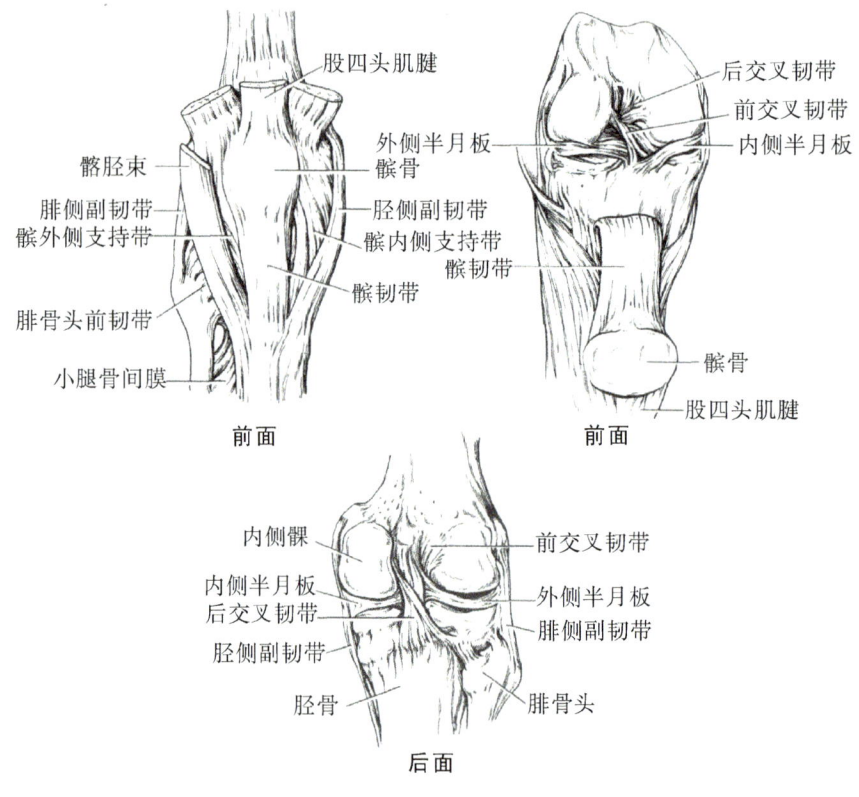

图 6-53　膝关节

引自柏树令. 系统解剖学（第2版）[M]. 北京：人民卫生出版社，2010.

3. 韧带解剖

膝关节的韧带分为囊外韧带和囊内韧带。囊外韧带包括：① 髌韧带上方附于髌骨下缘，下方止于胫骨粗隆，是股四头肌的远端延长部分，与股四头肌、髌骨共同构成伸膝装置。② 腓侧副韧带，又名外侧副韧带（LCL），为一长约 5 cm 的圆索，上方附于股骨外上髁，下方附于腓骨头尖，主要功能是限制膝内翻。③ 胫侧副韧带，又名内侧副韧带（MCL），略呈扁宽三角形，起于股骨内上髁，止于胫骨内侧髁的内侧面，起限制膝外翻的作用。胫侧副韧带分为较长的浅层和较短的深层，两层密切结合无间隙。胫、腓侧副韧带屈膝时松弛，允许胫骨小范围旋转；伸膝时紧张，膝关节变得稳定，防止膝过度伸直。④ 腘斜韧带即半膜肌腱的反折部，起自胫骨内侧髁，向后上方斜向外上，止于股骨外上髁，与关节囊后壁相融合，能防止膝关节过分伸直。囊内韧带主要指膝交叉韧带（又名十字韧带），包括前交叉韧带（ACL）和后交叉韧带（PCL）。前交叉韧带起自胫骨髁间隆起的前方，向外、上、后走行，止于股骨外侧髁的内侧面。后交叉韧带起自髁间隆起的后方，向内、上、前方延伸，止于股骨内侧髁的外侧面。前交叉韧带在伸膝时紧张，其作用是防止胫骨过度前移（或股骨后移）；后交叉韧带在屈膝时紧张，能防止胫骨过度后移（或股骨前移）。（见图 6-53）

4. 肌肉

股四头肌是主要的伸膝肌，由四个头即股内侧肌、股外侧肌、股直肌和股中间肌组成，四个头向下形成一个肌腱，包绕髌骨，向下延续为髌韧带。腘绳肌是主要的屈膝肌，包括股二头肌、半腱肌和半膜肌。屈膝时，股二头肌可以使小腿旋外，半腱肌和半膜肌使小腿旋内。腓肠肌的两头分别起于股骨内外侧髁的后面，在小腿中部移形为腱，止于跟骨，在非负重情况下，该肌能辅助屈膝。伸膝肌组（除股直肌外）主要是单关节肌肉，其肌肉横断面粗大，并且通过髌骨加大与膝关节轴的垂直距离，力矩远比屈膝肌组大，杠杆作用强；而屈膝肌组主要为双关节肌肉，使用时其长度—张力因素远比杠杆因素大。

5. 膝关节的运动

膝关节的运动既有铰链的滚动和滑动，又有旋转。胫骨和股骨组成了三维空间中的两个运动的物体，其相对运动具有 6 个自由度：前后移位，内/外侧位移，近心端/远心端位移（压缩与分离），屈伸，内外旋转和内外翻。在胫股关节运动是发生在三个平面的，矢状面的运动范围是最大的，在这个平面膝关节的运动范围从 $0°\sim15°$ 过伸至屈曲 $130°\sim150°$。髌股关节的运动只发生在额状面和横断面，额状面幅度大些。膝关节横断面的运动（如内外旋）和额状面的运动（如内/外侧位移）都受到关节在矢状面位置的影响。

6. 膝关节的负荷

膝关节的负荷与人体的运动和步态方式有关，两腿同时站立时分别承受体重的一半，平地行走时负荷可达体重的 $2\sim3$ 倍，上楼梯时负荷则达到 4 倍。平地行走时，主要有三个力作用于膝关节，即地面反作用力、髌韧带拉力和胫股平台的关节反作用力。在步态周期中，关节反作用力从胫骨平台的内侧转移到外侧。内侧胫骨平台的接触面积比外侧大将近 50%，同时，内侧平台的厚度约为外侧的 3 倍，因此，内侧平台能承受较大的力。胫骨平台是膝关节主要的承重结构，关节软骨、半月板和韧带也承担了负重的任务。由于半月板和软骨具有黏弹性，在受力时发生蠕变使胫骨之间的接触面积增大，从而减少了单位面积的负荷。通常认为 70% 通过膝关节的负重都由半月板承受。因此，半月板如果被移除，压力则不再分布在一个广泛的区域，而是局限于平台中心的一个接触区域，导致大的应力作用于一个减小的接触面上，长期下去，会导致关节软骨的损伤。

7. 膝关节的力学稳定

一个健康的膝关节的关键在于膝关节的稳定性。膝关节的稳定结构包括两部分：① 静力稳定结构，即骨骼、半月板、韧带及关机囊；② 动力稳定结构，即肌肉及肌腱。这些结构中任何一个功能失常或紊乱，将会导致膝关节的不稳定。如缺少前交叉韧带及胫侧副韧带，膝关节的稳定性将下降 1/4。膝关节的"锁定"机制也增加了膝的稳定性。"锁定"机制即胫骨在伸直时外旋，是因为股骨内外侧髁形态不同，内侧髁比外侧髁长大约 1.7 cm，关节接触面不对称，在膝关节在伸直到 $-30°$ 时，扣锁活动开始，前交叉韧带完全拉紧，并导致胫骨的外旋，在伸直到 $-10°$ 时，胫骨达到最大限度的旋转，最终使膝关节锁定在伸直位。围绕股骨内侧髁，胫骨从完全屈曲到伸直的运动曲线是先降后升并同时外旋，当胫骨回到屈曲的位置时则相反。因此，膝关节的这种"锁定"机制为处于任何位置的膝关节的稳定性提供了可靠的保障。

(二) 膝关节疾病悬吊治疗应用

1. 膝关节疾病通用治疗技术

膝关节疾病通用治疗包括关节松动术、减重下被动—助动—主动活动、力量训练。关节松动技术是膝关节疾病中广泛使用的技术，有缓解疼痛、促进关节液分泌、减少关节僵硬及粘连、增加关节活动度等作用，疗效确切，患者接受度高。在悬吊体位下，应用关节松动术，患者感到舒适，易于放松目标肌肉；并且悬吊下不同方向的牵拉，在帮助固定体位的同时，给予的牵引力，使关节间隙增大，改善关节活动范围，从而明显提高了关节松动术的治疗效果。

一般通用技术分为三个部分：放松治疗、关节松动术及巩固训练。

（1）常用的基础悬吊方式

① 仰卧伸展膝关节（见图6-54）。

体位：仰卧位，双手肘关节屈曲，置于胸前；双下肢伸展，髋、膝、踝关节用悬吊带吊离床面。

连接点：宽悬带及实心绳连接髋关节，窄悬带及实心绳连接双侧膝关节，握具及实心绳连接踝关节，使臀及双下肢抬离床面。

悬吊点：位于连接点的正上方。

运动点：髋关节、膝关节。

用绳：宽悬带（1条）、窄悬带（2条）、握具（2个）、实心绳（6条）。

② 仰卧屈曲膝关节（见图6-55）。

体位：仰卧位，双手肘关节屈曲，置于胸前。

连接点：窄悬带及弹力绳连接患侧膝关节；握具及实心绳连接踝关节。

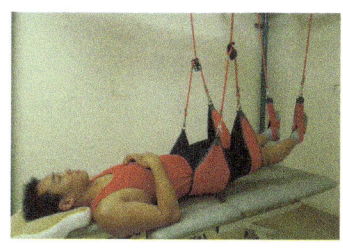

图6-54 仰卧伸展膝关节

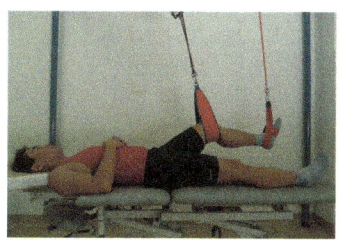

图6-55 仰卧屈曲膝关节

悬吊点：位于连接点的正上方。
运动点：髋关节和（或）膝关节。
用绳：窄悬带（1条）、握具（1个）、实心绳（1条）、弹力绳（1条）。

(2) 放松治疗

① 髋关节主动内收外展。

【悬吊方式】

与"常用的基础悬吊方式"中"仰卧伸展膝关节"的一致。

【动作要领】

在悬吊减重支持下，患者主动进行髋关节内收、外展动作。（见图 6-56 和图 6-57）

【治疗要领】

治疗时，患者在主动活动中充分放松下肢肌肉。

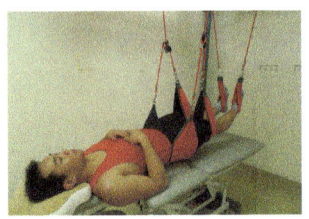 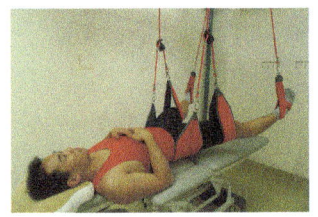

图 6-56　髋关节内收放松治疗　　图 6-57　髋关节外展放松治疗

② 膝关节被动屈伸。

【悬吊方式】

与"常用的基础悬吊方式"中"仰卧屈曲膝关节"的一致。

【动作要领】

治疗师双手分别置于髌骨上下，向下按压膝关节，配合弹力绳的力量，对患侧膝关节进行被动的屈伸活动，使膝关节周围组织放松。（见图 6-58 和图 6-59）

【治疗要领】

嘱咐患者在治疗过程中，完全放松肢体，避免双方同时用力，造成膝关节不必要的损伤。

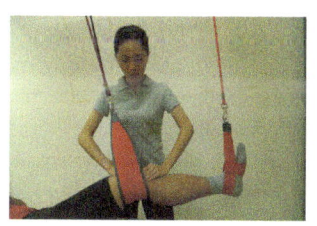 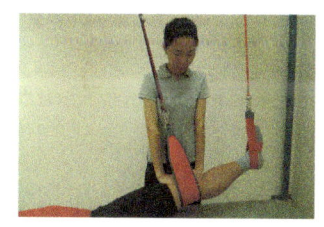

图 6-58　膝关节被动屈曲放松治疗　　　图 6-59　膝关节被动伸展放松治疗

（3）关节松动技术　关节的活动包括生理运动（屈伸）和附属运动（分离、牵拉、挤压、滑动等）。附属运动的改善通常在生理运动之前。如果关节仍有疼痛或僵硬，需考虑与附属运动尚未完全恢复有关。所以，患者在活动允许范围内被动进行附属运动，有利于恢复患侧膝关节的生理功能。

① 长轴牵引。

【悬吊方式】

体位：俯卧位，屈膝约 30°，另一侧下肢自然放松于治疗床上。
连接点：握具及实心绳连接患侧踝关节。
悬吊点：位于连接点正上方。
运动点：膝关节。
用绳：握具（1 个）、实心绳（1 条）。

【动作要领】

治疗床向头侧前下方缓慢降低高度，利用水平方向的拉力，使股骨远端与胫骨平台进行水平分离。（见图 6-60 和图 6-61）

【治疗要领】

注意治疗床和股骨远端同时向两侧活动。

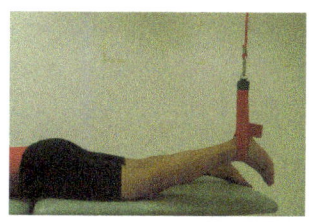 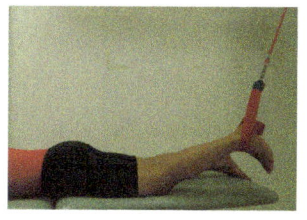

图 6-60　长轴牵引起始位　　　图 6-61　长轴牵引终末位

② 胫股关节前→后向滑动。

【悬吊方式】

体位：仰卧位，患膝屈曲90°，足伸向正前方，健侧下肢自然放松于治疗床上。
连接点：宽悬带及实心绳连接骨盆，窄悬带及实心绳连接膝关节。
悬吊点：位于连接点的正上方。
运动点：膝关节。
用绳：宽悬带（1条）、窄悬带（1条）、实心绳（3条）。

【动作要领】

稳定膝关节，治疗师双手置于患侧胫骨端，拇指在前，置于胫骨粗隆上，其余手指在后，握紧小腿，往膝关节的后下方滑动胫股关节，力量与小腿胫骨垂直。（见图6-62）

【治疗要领】

悬吊骨盆起到稳定髋关节的作用，减少治疗时髋关节的不必要运动；确保在屈膝体位下完成胫股关节前后向滑动，以改善伸膝功能。

③ 胫股关节后→前向滑动。

【悬吊方式】

同"胫股关节前→后向滑动"。

【动作要领】

治疗师双手置于患侧胫骨端，拇指在前，置于胫骨粗隆上，其余手指在后，握紧小腿，往膝关节的前上方滑动胫股关节，力量与小腿胫骨垂直。（见图6-63）

【治疗要领】

悬吊骨盆起到稳定髋关节的作用，减少治疗时髋关节的不必要运动；确保在屈膝体位下完成胫股关节后前向滑动，以改善屈膝功能。

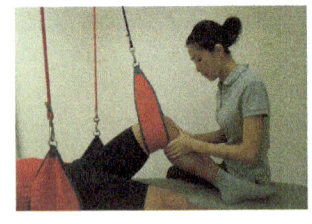
图6-62 胫股关节前后向滑动

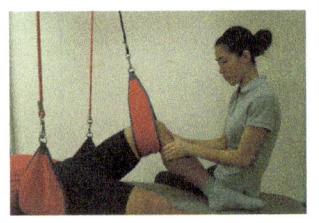
图6-63 胫股关节后前向滑动

④ 胫股关节侧方滑动。

【悬吊方式】

体位：仰卧位，患侧屈髋屈膝，另一侧腿自然放松于治疗床上。

连接点：宽悬带及实心绳连接骨盆，窄悬带及实心绳连接膝关节，握具及实心绳连接及踝关节。

悬吊点：骨盆及踝关节位于连接点的正上方，膝关节位于连接点的头侧。

运动点：膝关节。

用绳：宽悬带（1条）、窄悬带（1条）、握具（1个）、实心绳（4条）。

【动作要领】

双手将下肢托起，内侧手放在胫骨近端，外侧手放在股骨远端，将胫骨小腿段夹在前臂与躯干之间，外侧手固定胫骨，内侧手配合前臂夹紧胫骨将小腿向外侧或内侧推动。（见图6-64）

【治疗要领】

注意保持屈膝体位，以便在侧副韧带放松时进行手法治疗，改善屈膝功能。

⑤ 胫腓关节松动。

【悬吊方式】

体位：仰卧位，患侧屈髋屈膝，另一侧腿自然放松于治疗床上。

连接点、悬吊点、运动点及用绳同"胫股关节前后向滑动"。

【动作要领】

稳定膝关节，治疗师双手置于患侧小腿近端，胫骨平台下，一只手置于外侧胫骨粗隆上，另一只手置于腓骨小头，拇指在前，其余手指握紧小腿上端。治疗时，胫侧手固定，腓骨侧手用力，将腓骨向前方推动，力量与小腿垂直方向。（见图6-65）

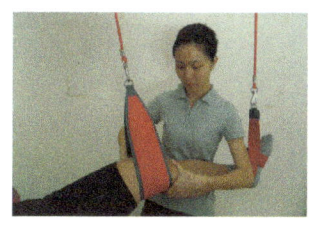

图6-64 胫股关节侧方滑动

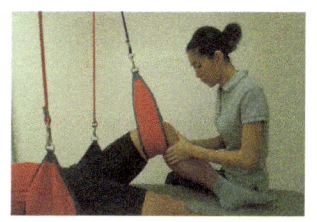

图6-65 胫腓关节松动

【治疗要领】

注意保持屈膝体位，缓解外侧副韧带紧张，改善小腿周围肌群的功能状态。

⑥ 髌股关节松动。

【悬吊方式】

体位：仰卧位，四肢自然放松于治疗床上。

【动作要领】

面向病人患侧肢体，双手拇指与示指置于髌骨两侧或上下。

● 髌骨分离。双手抓住髌骨，同时向上提。（见图 6-66）

● 髌股关节侧方滑动。双手用力将使髌骨往内侧或外侧移动。（见图 6-67 和图 6-68）

● 髌股关节上下滑动。双手拇指食指置于髌骨上、下端，将髌骨向上或向下推动。（见图 6-69 和图 6-70）

【治疗要领】

伸膝时，髌骨及髌韧带处于放松状态，此时进行髌骨各个方向的松动，有利于改善髌骨的固定范围，达到改善伸屈膝关节的目的。

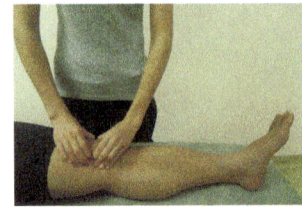
图 6-66　髌股分离

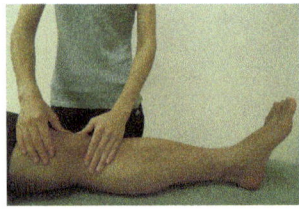
图 6-67　外向内侧方滑动髌股关节

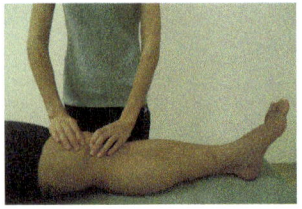
图 6-68　内向外侧方滑动髌股关节

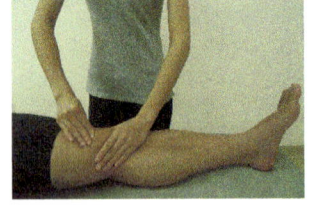
图 6-69　上往下滑动髌股关节

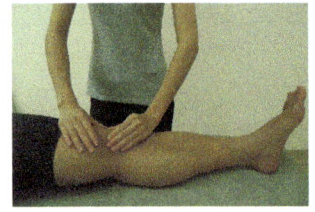
图 6-70　下往上滑动髌股关节

（4）巩固训练
① 主动膝关节屈伸训练。
【悬吊方式】
与"常用的基础悬吊方式"中"仰卧屈曲膝关节"的一致。
【动作要领】
患者反复进行主动伸膝运动。（见图 6-71）
【治疗要领】
在悬吊状态下进行屈曲膝关节时，由于膝部肌群力量较差，患者容易出现髋关节内旋或外旋现象。训练时，应注意保持髋膝踝关节同一直线，避免屈膝出现髋内旋或外旋姿势，造成膝关节损伤。
② 被动膝关节屈伸治疗。
【悬吊方式】
体位：仰卧位，四肢自然放松于治疗床上。
连接点：宽悬带及实心绳连接髋关节，握具及实心绳连接踝关节。
悬吊点：均位于连接点上方。
运动点：膝关节。
用绳：宽悬带（1条）、握具（1条）、实心绳（3条）。
【动作要领】
治疗师一手握内踝，另一手扶膝关节外侧及腘窝处，辅助患者反复进行屈膝运动。（见图 6-72 和图 6-73）

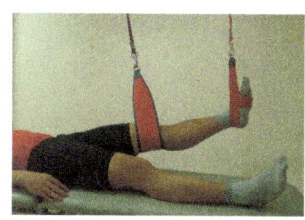
图 6-71 膝关节伸展训练

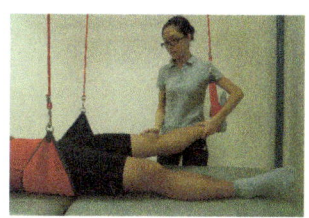
图 6-72 膝关节屈曲治疗（1）

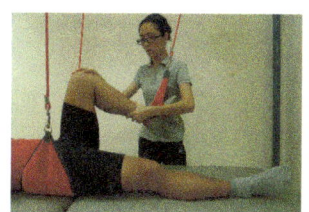
图 6-73 膝关节屈曲治疗（2）

【治疗要领】

患侧膝关节在无保护状态下进行运动，容易造成膝关节过伸，从而产生不良应力拉伤膝关节。因此，在此悬吊体位进行屈膝活动时，需治疗师双手对膝关节进行保护。

③ 髋关节内收、外展训练。

【悬吊方式】

体位、悬吊点及运动点与"常用的基础悬吊方式"中"仰卧伸展膝关节"的一致。

连接点：宽悬带及弹力绳连接髋关节，窄悬带及弹力绳连接双侧膝关节，握具及实心绳连接双侧踝关节。

用绳：宽悬带（1条）、窄悬带（2条）、握具（2个）、弹力绳（4条）、实心绳（2条）。

【动作要领】

提臀，稳定姿势后，反复进行髋关节内收、外展训练。（见图6-74和图6-75）

【治疗要领】

本训练动作要稳，避免在内收时出现肢体晃动，同时要求患者在髋关节内收、外展终末端维持姿势数秒，以锻炼核心肌群，耐力。

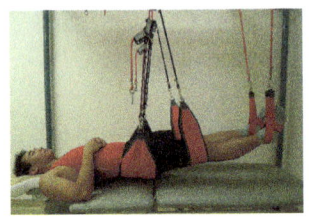
图6-74 提臀内收髋关节

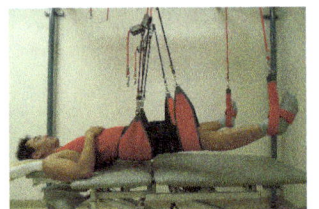
图6-75 提臀外展髋关节

2. 膝关节骨性关节炎

膝关节骨性关节炎的治疗可以参考前文中的膝关节的放松治疗、关节松动技术和巩固训练。训练中避免疼痛。

3. 前交叉韧带重建术后

前交叉重建术后的膝关节康复可以参考膝关节通用治疗技术。

膝关节作屈伸运动时，当屈曲15°前交叉韧带后外束应力最大，屈曲90°前交叉韧带前内束应力最大。

患者前交叉韧带重建后，膝关节屈曲训练的角度需循序渐进，逐渐增大活动范围，避免造成前交叉韧带再次损伤（见图6-76）。

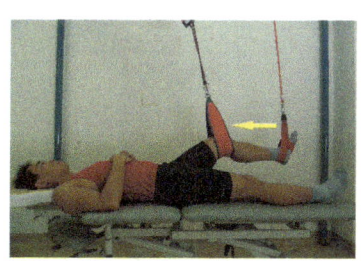

图6-76　仰卧位屈髋屈膝巩固训练——主动屈膝

前交叉韧带重建后应重视康复训练，一般每次悬吊治疗20~30 min，治疗后局部冷疗（冰敷）5 min。

4. 全膝关节置换术后

全膝关节置换术后康复训练可参考膝关节通用治疗技术。

全膝关节置换术后患者屈曲角度受假体限制，不能全范围屈曲膝关节，被动屈曲膝关节时，屈曲角度控制约至110°，避免暴力屈曲膝关节，导致膝关节假体脱位；主动运动应在患者在出现疼痛等不适感时及时停止。

5. 内外侧副韧带损伤

治疗师治疗内侧副韧带损伤时，禁止进行膝关节外翻动作；对于外侧副韧带损伤，则禁止进行膝关节内翻动作。主要需要加强下肢肌群的力量和膝关节的稳定性训练。

除了参考通用治疗技术外，可以重点练习健侧卧位摆腿。

① 健侧卧位摆腿。

【悬吊方式】

体位：健侧卧位。

连接点：宽悬带及实心绳连接骨盆处，窄悬带及弹力绳连接患侧膝关节。

悬吊点：骨盆处悬吊点位于连接点正上方，膝关节悬吊点位于连接点头侧，与骨盆共用同一个 power sling。

运动点：患侧膝关节。

用绳：宽悬带（1条）、窄悬带（1条）、实心绳（2条）、弹力绳（1条）。

【动作要领】

● 固定髋关节，防止侧卧位时出现髋部前后倾倒。（见图6-77）

● 患侧下肢悬吊角度约30°。患者伸展膝关节，主动反复进行髋关节内收—髋关节屈曲—髋关节后伸动作。（见图6-78、图6-79和图6-80）

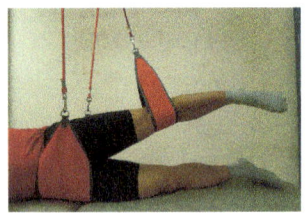
图6-77 健侧卧位摆腿起始位

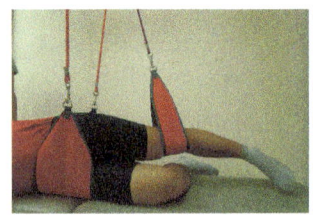
图6-78 侧卧位摆腿内收髋关节

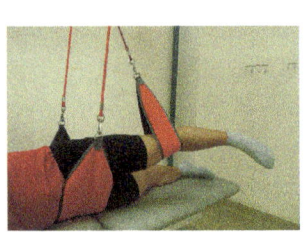
图6-79 健侧卧位摆腿屈曲髋关节

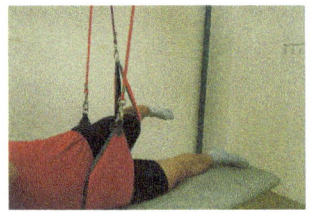
图6-80 健侧卧位摆腿伸展髋关节

【治疗要领】

● 窄悬带放置于膝部，增加患者髋关节内收的阻力，同时稳定膝关节，保护内外侧副韧带。

● 髋关节屈曲可以预防患者术后长时间制动导致的臀肌萎缩、粘连，而在悬吊下主动进行屈曲，则更好地限制屈曲的角度，加强下肢肌肉的力量。

6. 半月板损伤

可参考通用治疗技术，但要注意，了解患者半月板具体损伤的部位，集中训练内收/外展肌群力量。

7. 肌腱断裂术后

(1) 放松治疗

【悬吊方式】

体位：俯卧位。

连接点：宽悬带及实心绳连接骨盆，窄悬带及实心绳连接双侧肩关节、膝关节，握具连接踝关节。

悬吊点：肩关节、骨盆、踝关节的悬吊点均位于连接点的正上方，膝关节的悬吊点位于连接点头侧，与骨盆共用同一个 power sling。

运动点：踝关节。

用绳：宽悬带（1条）、窄悬带（3条）、握具（2个）、实心绳（8条）。

【动作要领】

● 治疗师站在足后方，嘱患者放松后，双手分别抓住患者双侧脚踝，前后摆动其躯体，产生惯性摆动。

● 进而，双手紧握患侧足背部，反复进行跖屈、背屈的动作。（见图6-81和图6-82）

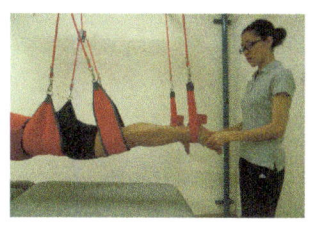
图6-81 踝关节跖屈放松

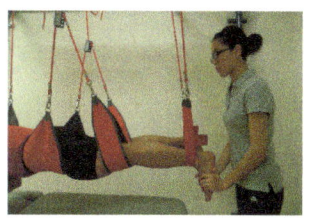
图6-82 踝关节背屈放松

【治疗要领】

跟腱的主要运动为跖屈和背屈，手法治疗可增大其屈曲的角度。悬吊下，利用患者自主摆动，并配合手法，达到踝关节最大屈伸活动范围，以牵拉肌腱。但应注意顺应摆动惯性，切勿突然发力或使用暴力损伤跟腱。

（2）巩固训练

【悬吊方式】

同"肌腱断裂术后"中"放松治疗"。

【动作要领】

● 治疗师站在足后方，屈曲双侧肘关节，双掌与患者双侧足底相对。（见图6-83）

● 患者双侧肩关节前屈，主动跖屈踝关节，足趾用力蹬治疗师双掌，借力向前摆动，如此反复。（见图6-84）

【治疗要领】

患者足部主动跖屈、背屈，防止肌腱长时间制动导致的粘连、疼痛，并可对腓肠肌等小腿肌肉力量进行训练。

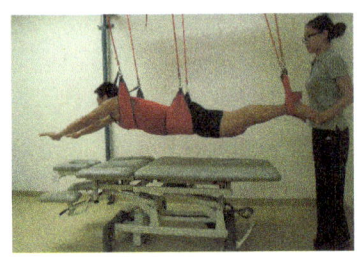

图6-83 踝关节巩固训练（1）

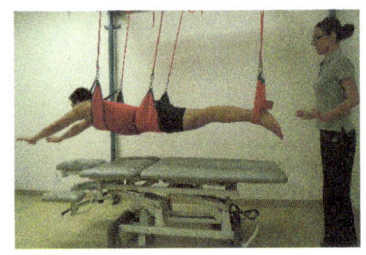

图6-84 踝关节巩固训练（2）

8. 髋关节置换术后

悬吊下，髋关节置换术后康复治疗应注意避免出现髋关节屈曲超过90°，下肢内收越过中线，伸髋外旋，屈髋内旋。

(1) 放松治疗

【悬吊方式】

体位：健侧卧位。

连接点：宽悬带及实心绳连接骨盆处，窄悬带及实心绳连接患侧膝关节。

悬吊点：骨盆处悬吊点位于连接点正上方，膝关节悬吊点位于连接点头侧，与骨盆共用同一个 power sling。

运动点：患侧膝关节。

用绳：宽悬带（1条）、窄悬带（1条）、实心绳（3条）。

【动作要领】

患者在保持伸膝状态下，反复主动进行髋关节屈曲、伸展动作。（见图 6-79 和图 6-80）

【治疗要领】

● 髋关节屈曲角度小于 90°，防止髋关节后脱位；髋关节伸展角度应小于 20°，防止髋关节前脱位。

● 髋关节主动屈曲，可预防术后长时间制动而导致的臀肌萎缩关节粘连，在悬吊下进行，同时又避免了过度前屈而导致的人工关节的松弛。

● 髋关节主动伸展时，髋关节后伸的角度受膝关节伸展角度的限制。

(2) 手法治疗

【悬吊方式】

体位：仰卧位。

连接点：宽悬带及实心绳骨盆，窄悬带及弹力绳连接患侧膝关节。

悬吊点：骨盆处悬吊点位于连接点正上方，膝关节悬吊点位于连接点头侧，与骨盆共用同一个 power sling。

运动点：髋关节。

用绳：宽悬带（1条）、窄悬带（1条）、实心绳（2条）、弹力绳（1条）。

【动作要领】

治疗师一侧手握患侧踝部，另一侧手置于患侧膝关节处，带动患者反复进行髋关节旋转动作。（见图 6-85、图 6-86、图 6-87 和图 6-88）

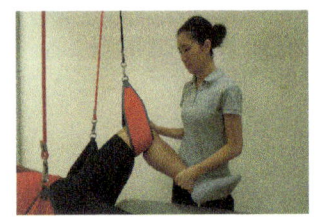
图6-85 被动旋转髋关节手法治疗（1）

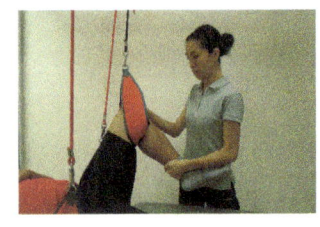
图6-86 被动旋转髋关节手法治疗（2）

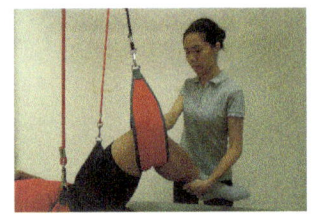
图6-87 被动旋转髋关节手法治疗（3）

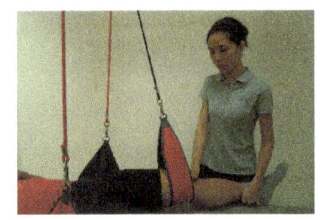
图6-88 被动旋转髋关节手法治疗（4）

【治疗要领】

髋关节旋转时由外向内或由内向外活动，有利于防止髋关节内外侧肌群粘连、萎缩。但要注意被动髋关节内外旋转时角度应小于20°，防止髋关节脱位。

(3) 巩固训练

① 髋关节内收、外展训练。与"膝关节疾病通用治疗技术"中"巩固训练"的"髋关节内收、外展训练"内容一致。

② 髋关节屈曲、伸展训练。

【悬吊方式】

体位：仰卧位。

连接点：宽悬带及弹力绳连接骨盆，窄悬带及弹力绳连接双侧膝关节，握具及弹力绳连接踝关节。

悬吊点：骨盆和踝关节的悬吊点位于连接点的正上方，膝关节悬吊点位于连接点头侧，与骨盆共用同一个power sling。

运动点：髋关节。

用绳：宽悬带（1条）、窄悬带（2条）、握具（2个）、弹力绳（6条）。

【动作要领】

嘱患者在保持伸膝状态下,主动进行患侧髋关节的屈曲、伸展运动。

【治疗要领】

治疗时,患者在主动活动中充分放松下肢肌肉。

9. 术后关节活动障碍

(1) 膝关节术后活动障碍

参考膝关节通用治疗技术,主要治疗目的是改善关节活动度。

(2) 髋关节术后活动障碍

① 放松治疗。与"髋关节置换术后"中"放松治疗"的内容一致。

② 手法治疗。

> 髋关节前后向滑动

【悬吊方式】

体位:仰卧位,双手肘关节屈曲,置于胸前。

连接点:宽悬带及实心绳连接骨盆,窄悬带及弹力绳连接患侧膝关节,握具及实心绳连接踝关节。

悬吊点:骨盆和踝关节的悬吊点位于连接点的正上方,膝关节悬吊点位于连接点头侧,与骨盆共用同一个 power sling。

运动点:髋关节。

用绳:宽悬带(1条)、窄悬带(1条)、握具(1个)、实心绳(3条)、弹力绳(1条)。

【动作要领】

治疗师站在患侧髋关节旁一手托住患者膝关节,另一侧手置于股骨颈投影处,双手用力的方向相反,在同一轨迹内进行髋关节屈曲、伸展动作,力量与地面垂直。(见图6-89)

【治疗要领】

本训练增加股骨头与髋臼之间的前后向滑动,有利于患者髋关节屈曲。

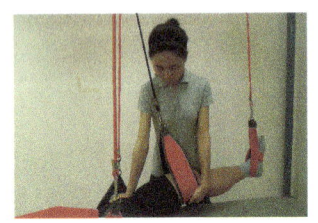

图6-89 髋关节前后向滑动

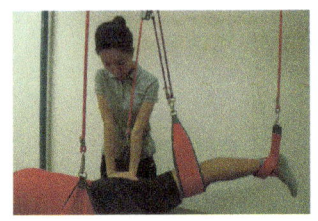

图6-90 髋关节后前向滑动

髋关节后前向滑动

【悬吊方式】

体位：俯卧位，稍屈膝，另一侧腿自然放松于治疗床上。

连接点：宽悬带及实心绳连接骨盆，窄悬带及弹力绳连接患侧膝关节，握具及实心绳连接踝关节。

悬吊点：骨盆和踝关节的悬吊点位于连接点的正上方，膝关节悬吊点位于连接点头侧，与骨盆共用同一个 power sling。

运动点：髋关节。

用绳：宽悬带（1条）、窄悬带（1条）、握具（1个）、实心绳（3条）、弹力绳（1条）。

【动作要领】

治疗师站在患侧髋关节旁，双手交叠，掌根至于股骨头处，借助弹力绳，用力向下反复有节律按压，力量与地面垂直。（见图6-90）

【治疗要领】

增加股骨头与髋臼之间的后前向滑动，有利于患者伸展髋关节。

髋关节内收、外展治疗

【悬吊方式】

同"髋关节后前向滑动"。

【动作要领】

治疗师一侧手固定于患侧髋关节上方，另一侧手置小腿处，使患者进行髋关节内收、外展动作。（见图6-91和图6-92）

【治疗要领】

对内、外侧肌群的拉伸有利于患者内收、外展髋关节。

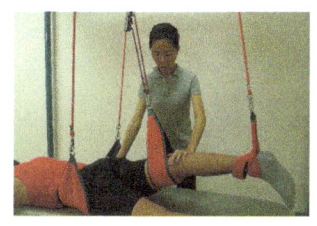

图 6-91 俯卧位髋关节内收

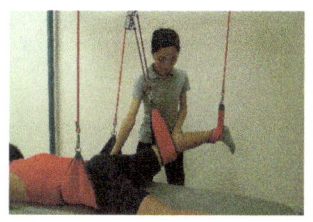

图 6-92 俯卧位髋关节外展

③ 巩固训练。

髋关节屈曲、伸展训练

【悬吊方式】

体位：健侧卧位。

连接点：宽悬带及实心绳连接骨盆，窄悬带及弹力绳连接膝关节。

悬吊点：骨盆的悬吊点位于连接点的正上方，膝关节悬吊点位于连接点头侧，与骨盆共用同一个 power sling。

运动点：髋关节。

用绳：宽悬带（1条）、窄悬带（1条）、实心绳（2条）、弹力绳（1条）。

【动作要领】

患者主动进行髋关节屈曲、伸展动作。（见图 6-79 和图 6-80）

【治疗要领】

本训练主要改善髋关节屈曲、伸展的角度，适当时可负重进行力量训练。

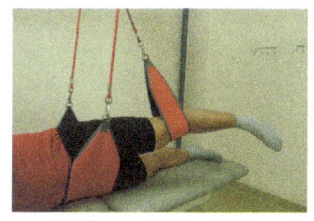

图 6-79 健侧卧位屈曲髋关节

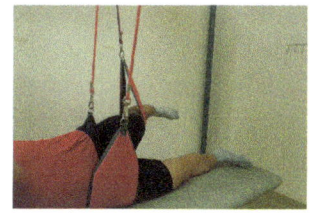

图 6-80 健侧卧位伸展髋关节

髋关节旋转训练

【悬吊方式】

与"髋关节置换术后"中"手法治疗"的内容一致。

【动作要领】

患者主动进行髋关节旋转动作，治疗师一侧手握患侧踝部，另一侧手置于患侧膝关节处，顺着髋关节动作方向，进行保护髋关节。

【治疗要领】

髋关节旋转时由外向内或由内向外活动，有利于防止髋关节内外侧肌群粘连、萎缩，但要注意主动活动的角度，避免髋关节脱位。

髋关节内旋、外旋训练

【悬吊方式】

体位：仰卧位，患侧膝关节屈曲。

连接点：宽悬带及实心绳连接骨盆，窄悬带及弹力绳连接患侧膝关节。

悬吊点：骨盆的悬吊点位于连接点的正上方，膝关节悬吊点位于连接点头侧，与骨盆共用同一个 power sling。

运动点：髋关节。

用绳：宽悬带（1条）、窄悬带（1条）、实心绳（2条）、弹力绳（1条）。

【动作要领】

患者保持髋关节、膝关节屈曲体位，主动进行髋关节内旋、外旋动作。（见图6-93、图6-94 和图6-95）

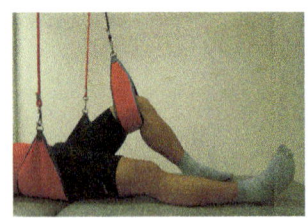

图6-93 髋关节内旋、外旋训练起始位

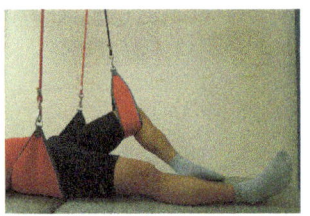

图6-94 髋关节屈曲、内旋训练

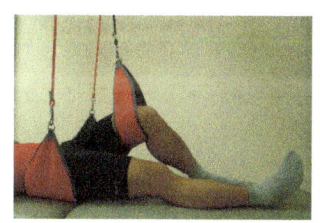

图 6-95 髋关节屈曲、外旋训练

【治疗要领】

采用弹力绳连接膝关节，在主动屈曲内旋或外旋时，防止过度旋转。另外，在训练过程中，保证足底部分或全部接触治疗床面，避免产生开链运动。

参考文献

[1] 钟世镇. 系统解剖学 [M]. 北京：高等教育出版社，2003.

[2] 励建安. 脊柱运动的解剖和生物力学基础 [J]. 中华物理医学与康复杂志，2004（5）：3.

[3] 白爱利，李小生. 脊柱生物力学之研究进展 [J]. 南京体育学院学报（自然科学版），2006（1）：74-78.

[4] 邝适存，郭霞. 肌肉骨骼系统基础生物力学 [M]. 北京：人民卫生出版社，2008.

[5] 张宗铭. 肩关节的生物力学 [J]. 四川解剖学杂志，1984（3）：71-76.

[6] 朱以明，姜春岩，王满宜. 肩关节相关生物力学介绍 [J]. 中华创伤骨科杂志，2005（9）：869-872.

[7] 荣国威，王亦璁. 肘关节功能解剖与生物力学 [J]. 骨与关节损伤杂志，1987（1）：60-65.

[8] 杨运平，徐达传，赵卫东，等. 肘关节稳定性的应用解剖和生物力学研究 [J]. 中国临床解剖学杂志，2002（4）：243-245.

[9] 刘琦. 膝关节的生物力学特点 [J]. 山东医药，2003（3）：53.

[10] 孙康，王光达. 膝关节生物力学与运动学专业术语 [J]. 中国现代医学杂志，2002（6）：37-39.

后记

平衡姿态在悬吊治疗中的重要性

刘 刚

如何快速地掌握悬吊治疗技术的理论、操作方法、临床应用，这是很多初学者急需解决的问题。很多人对此一筹莫展，纷纷求助于我，希望获得捷径。

其实，悬吊治疗技术并非独立于康复治疗以外的单独一门理论和技术，而是综合运用了各种康复治疗技术。悬吊治疗技术是一个更加广阔的平台，各种关节松动训练、肌力训练、肌力测试、开链运动、闭链运动、核心肌群的训练、本体感觉的训练、平衡功能的训练等，都可以在悬吊装置上完成，借助于不同的滑轮、绳索、杠杆，可以让治疗变得更加轻松、有效率，让患者更乐于主动参与治疗。很多人困惑于悬吊方法的复杂和不确定性，其实这正是悬吊治疗的奥妙之处。聪明的治疗师可以构想出若干方法，实现他的治疗目的，而不是单单地依靠固定的几个动作。所以，要想使用好悬吊治疗技术，一定要有整体康复的观念，一定要有个体差异的观念，一定要有灵敏的头脑和开阔的思路。

悬吊治疗的初期治疗是从纠正姿势开始的。良好的姿势是行走和完成日常生活活动的基本条件。良好的身体姿势平衡控制能力是身体稳定性与动作发展的基本要素，且对于各运动能力的表现和动作技能的获得也是非常重要的。规律的运动训练可以提升人体压力感受器的敏感度，增加神经传导的途径，并发展出较佳的神经控制功能与中枢调节功能，来改善感觉运动讯息的整合过程，并进而提升身体姿势的平衡控制能力。常态姿势主要靠骨骼结构和各部分肌肉的紧张度来维持，它显示良好的健康状态。精神因素、不良习惯以及疾病等原因均可使身体正常的姿势被破坏。

姿势这个名词，在心理学、肌动学、生物力学和生理学的范畴都有涉及。它的复杂性导致其在定义、诊断、治疗方式上颇有争议。但是正常姿势的基本原则包括：

（1）尽管人体骨骼组织是坚硬的，它的本质却是动态的，能够承受加诸其上的负荷。有关骨生长的研究显示，在生理允许的范围内，适当的负荷对骨骼的发育生长有促进作用。姿势的异常，很多时候是因为肌肉骨骼系统不同区域的负荷没有取得平衡。当负荷持续且长期超出正常生理限制的时候，骨骼就会出现结构性的改变。这类伤害一旦造成通常是无法复原。

（2）肌肉持续的张力有助身体关节获得稳定性与平衡。在正常姿势中，为了稳定身体并让身体保持在平衡状态，拮抗肌群在收缩时各有不同的作用方向。拮抗肌群平衡受到破坏，将可能演变成姿势异常。

在姿势实际发生改变之前，每个人必须明白他们的状况。动作与姿势模式是人体生活必不可少的成分。一般来说，连续而且动态的状况会被视为动作，而没有动作的静态状态被视为姿势。然而，不能把姿势视为一个与运动系统整体功能无关的独立因素。虽然姿势一词意指整个身体或一部分保持在某个位置，但是人类是在不断地活动及转换体位，鲜有长久保持在同一个位置。因此，静态的站姿不是一个真正的姿势，因为我们不是保持在静止的姿势下生活的，只是将身体预备转换到下一个位置，并将姿势定义在"暂时的位置"。

身体姿势平衡是指人体重心稳定维持于支撑面之上的一种状态，意即维持身体姿势均衡的能力，人体身体姿势平衡控制的机制主要由中枢神经系统（大脑、小脑及脊髓）所掌管，利用感觉、中枢与运动神经系统所组成的协同与交互作用，来维持身体姿势的稳定性。感觉系统部分可提供个体重心相对于支撑面、相关位置与重力作用的讯息，如本体感觉、内耳前庭、视觉神经接受器官；而中枢神经系统则是整合与协同肢体动作、肌肉收缩及平衡策略；至于运动系统，则可提供自主动作与重心位置变化的关系，启动并修正肢体位置，使重心重回稳定位置以维持平衡。人体藉由前述三大系统的适当运作，与运动神经肌肉系统适当配合，以稳定平顺地执行各种功能性活动与优美肢体表现。

悬吊治疗运动的目的是通过专业设计的训练和治疗，让患者增加肌力、肌耐力和正常的关节活动度，最后可以自己取得平衡和稳定。这些训练可以通过悬吊系统（power sling）和手法治疗系统（physical training system，PTS）来实现。这些平衡包括静态姿势的平衡和动态姿势的平衡。

我们可以通过悬吊治疗改善患者的姿态，使他们的疼痛和不良姿势得到纠正。但是，临床工作中我们往往发现，患者不良的姿势虽然得到了暂时的纠正，但是，往往不久后他们又重新恢复错误的模式，疾病又重新出现。这是因为患者已经养成了一个固定的姿势和习惯，而这个习惯很难通过几次的治疗得到彻底的纠正。

因此，治疗还必须包括改变姿势习惯和不好的动作模式。如果没有重视这些问题，将很难改变神经系统根深蒂固的动作模式，也将停留在过去习得的不良动作上。为此，我们要强调以整合的方式治疗姿势异常，鼓励运用运动以外的其他工具。例如，利用悬吊的多网点牵拉，利用FTS系统（functional training system）将患者的姿势保持在正常的体位后，再让患者进行坐位、站立位、原地踏步走、跑步机上行走等活动。反复训练强化正确姿势，鼓励患者训练时对着姿势镜自我矫正并体会身体在运动过程中的感觉。在启动并修正身体位置的同时调整重心稳定以促进姿势的对称平衡。这种训练方式能让患者在体位转移及步行等动态活动中纠正不良姿势。在传统的训练中需要治疗师及患者自己时时去纠正，工作烦琐，患者又常常不得要领。所以，我们使用悬吊来恢复患者的正确姿势，改善了感觉运动讯息的整合过程，在提升身体姿势在运动中的平衡控制能力方面取得了更好的疗效。

后记

学习悬吊感悟

于 哲

  悬吊对于我来说并不陌生，从还未毕业实习的那一年就接触到了较为完善的悬吊培训。刚碰到这台设备的时候我很诧异，这样一台机器、几条绳子、几个带子能做什么？不过听说它能治疗疾病，最重要的，听说它能省力，这对于我们女性来说简直就是福音，我很乐于尝试。就这样，我开始把自己埋进绳子里，一探究竟。

  实习时老师经常有讲，悬吊经常同减重治疗、本体感觉、稳定训练、力量训练、运动控制、放松训练等字眼相联系。临床中更多的是为患者做功能性训练，像腰痛、颈椎病患者，以及脊髓损伤和脑卒中患者的肢体运动控制训练。慢慢的我发现对于悬吊治疗最为关键的是它的一套诊疗系统，而并非简单的记住某些动作，包括诊断系统中的弱链接测试和运动测试，治疗系统的肌肉放松、关节松动、神经肌肉控制激活以及运动再学习训练技术等。当我真正步入工作岗位，我再一次接触了悬吊，这次我对悬吊有了更为深入的了解，原来在悬吊上除了做简单的小关节松动的手法治疗，我们还可以做腰部、胸部、髋部、膝关节、肩关节这些大关节的松动治疗，在悬吊上我们可以不单单只是活动肢体，我们还可以通过推动身体的不同部位达到不同角度的松动效果，它的治疗手法灵活多变，只要你敢于尝试、敢于创新，都会得到你意想不到的收获。正是因为最初看到的都是相对静态的治疗方式，这样一种动态的治疗方式对我的冲击力还是很大的，让我对悬吊治疗又有了一个重新的认识，打开了我的视野；而到目前为止我治疗的这么多患者，他们从最初对悬吊的怕，到接受，甚至最后到喜爱，这足以说明悬吊治疗为我们医生治疗师以及患者带来了很大影响，很多患者平时无法完成的动作在悬吊上都可以实现，这使那些平时在床上无法自理的患者感受到了巨大的欣喜，对他们心理方面的恢复也起到了很重要的推动作用。而从我自身来讲，做治疗既省力又高效，只要技术熟练，可以同时服务很多患者。可以毫不夸张地说，对悬吊的学习带给我的不仅仅是技能，它是引我步入现代康复医学治疗的很关键的媒介，悬吊的发展还在进行中，越来越多的技术是要靠我们多动脑筋才能解脱我们的双手，同时给患者更大的帮助。